Späth, Amiodaron – Antiarrhythmikum für therapieresistente Rhythmusstörungen

Gudrun Späth

Amiodaron

Antiarrhythmikum für therapieresistente Rhythmusstörungen

Walter de Gruyter
Berlin · New York 1984

Dr. med. Gudrun Späth
Intensivstation der inneren Abteilung des Paracelsuskrankenhauses Ruit,
Landkreis Esslingen,
Akademisches Lehrkrankenhaus der Universität Tübingen
(Chefarzt Dr. med. H. Rohr)
Hedelfinger Straße 166
D-7302 Ostfildern 1

unter Mitarbeit von Margarete Zeyer

Das Buch enthält 19 Abbildungen und 6 Tabellen.

Das vorliegende Buch ist **Teil eines Gesamtwerkes**, das unter dem Titel
G. Späth, **Antiarrhythmika**
demnächst im Verlag W. de Gruyter & Co. erscheinen wird.

CIP-Kurztitelaufnahme der Deutschen Bibliothek

Späth, Gudrun:
Amiodaron : Antiarrhythmikum für therapieresistente Rhythmusstörungen / Gudrun Späth. – Berlin ; New York : de Gruyter, 1984. –
ISBN 3-11-009955-1

Satz und Druck: Georg Wagner, Nördlingen. – Bindung: Dieter Mikolai, Berlin. – Zeichnungen: Christel Speidel, Berlin. – Umschlagentwurf: Rudolf Hübler, Berlin.

Geleitwort

Die medikamentöse Behandlung von Herzrhythmusstörungen ist unverändert schwierig und problematisch geblieben, obwohl heute eine größere Auswahl wirksamer Antiarrhythmika zur Verfügung steht. Vor allem die Kammertachykardie bedroht die Kranken mit Myokardinfarkten und Narben danach, besonders mit Aneurysmen. Die Substanz Amiodaron hat sich bei Versagen anderer Medikationen als erstaunlich wirksam erwiesen. Der günstigen Kombination von Wirkeigenschaften steht eine problematische Pharmakodynamik gegenüber. So bleibt dies Mittel in der Regel eines der zweiten oder dritten Wahl. In Frankreich wurde es anfänglich wegen seiner antianginösen Wirkung eingeführt, einer bei seiner Anwendung nicht unerwünschten zusätzlichen Komponente.
Wir verdanken in unserer Klinik Frau Dr. Späth frühe Kenntnis und Erfahrung mit dieser Substanz. Eine große Zahl von Originalarbeiten über Amiodaron sind veröffentlicht, eine Zusammenfassung zur schnellen Information für den Therapeuten ist bisher nicht verfügbar. Frau Dr. Späth hat mit Sorgfalt alles Wesentliche über dieses vielfältig wirksame, bei aller Problematik für zahlreiche Kranke segensreiche Medikament übersichtlich zusammengestellt – eine dankenswerte Leistung. Das Buch möge beitragen, daß mancher rhythmusbedrohte Kranke nach Versagen der konventionellen Antiarrhythmika doch noch eine wirksame Dauertherapie finden kann.

Ruit, im Dezember 1983 H. Rohr

Vorwort
Aspekte zur prognostischen Bedeutung ventrikulärer Rhythmusstörungen

Der **plötzliche Herztod** ist die häufigste Todesursache in den Industrieländern des 20. Jahrhunderts. Er betrifft vorwiegend Menschen des mittleren Lebensalters und ist in den weitaus meisten Fällen auf tachykarde ventrikuläre Rhythmusstörungen zurückzuführen.
Die Frage, ob und in welchen Fällen eine **antiarrhythmische Behandlung** das Risiko des plötzlichen Herztodes vermindern kann, steht daher im Mittelpunkt des klinischen Interesses. Die Entscheidung zur Therapie wird dadurch erschwert, daß Antiarrhythmika eine Medikamentengruppe mit relativ kleiner therapeutischer Breite sind. Sie führen nicht nur häufig zu subjektiv unangenehmen Nebenwirkungen, sondern vielfach auch zu Störungen der Erregungsbildung und -leitung sowie zu einer Verschlechterung der Hämodynamik oder – was sehr häufig nicht beachtet wird – zu einer paradoxen Aggravation von Rhythmusstörungen.
Wenn die Frage, ob eine eventuelle antiarrhythmische Behandlung bei einem bestimmten Patienten die Prognose bessert oder nur zu unerwünschten Nebenerscheinungen führt, heute auch längst nicht für jeden Fall eindeutig zu beantworten ist, so haben doch die epidemiologischen Studien der letzten Jahre gezeigt, daß es eine Reihe von **Situationen** gibt, **in denen** Rhythmusstörungen eindeutig – und unabhängig von anderen Faktoren – zu einer Verschlechterung der Prognose führen, und daß **eine effektive antiarrhythmische Therapie die Überlebenschancen entscheidend beeinflußt**.
Rhythmusstörungen mit sehr schlechter Prognose sind solche bei Überlebenden nach extrahospitalen Herz-Kreislauf-Stillstand mit einer 1-Jahresletalität von 30-40%[3 u. a.]. Für derartige Gruppen von Kranken ist nachgewiesen, daß die Letalität unter Amiodaron-Therapie wesentlich gesenkt werden kann und zwar auch dann, wenn es sich – wie bei den meisten Patienten dieser Art – um solche mit stark eingeschränkter Funktion des linken Ventrikels handelt.
Klinisch wichtig ist das relativ große Kollektiv von **Patienten mit Zustand nach Herzinfarkt,** das bei der Routine-Bandspeicher- oder Telemetriekontrolle in der 3. Woche nach Aufnahme noch repetitive ventrikuläre Rhythmusstörungen zeigt. Derartige Routinekontrollen ergeben auch bei völlig symptomfreien Patienten in 12% der Fälle Kammertachykardien (definiert als 3 oder mehr konsekutive ventrikuläre Schläge unabhängig von deren Frequenz).
In den meisten Fällen sind die Episoden kurz (weniger als 10 Schläge) und sehr selten (durchschnittlich eine Episode in 24 Stunden). Dennoch ist die 1-Jahresletalität dieser Gruppe dreimal so hoch, wie die von Kranken mit Zustand nach Herzinfarkt ohne derartige kurze und symptomlose Episoden von Kammertachykardie[1].
Als therapeutisch schwer beeinflußbar erweisen sich häufig solche Rhythmusstörungen bei Patienten mit Herzwandaneurysma.
Für Patienten mit **malignen ventrikulären Rhythmusstörungen** (definiert als rezidivierende lebensbedrohliche Kammertachykardie oder Kammerflimmern) wurden unter ineffektiver Therapie im Laufe von 2–3 Jahren Rezidive in 70–80% der Fälle, bei effektiver Therapie dagegen nur in 20–30% gefunden[2].
Selbst bei Patienten **ohne koronare Herzkrankheit** beträgt die Rezidivrate in 1½ Jahren bei der **Nichtanhaltenden** (Dauer weniger als 30 Sekunden) **Kammertachykardie** 23%, bei der **Anhaltenden** (definiert als Dauer von mehr als 30 Sekunden) 47%[4].

Aus den genannten Daten ergibt sich, daß mindestens bei diesen Kollektiven – wahrscheinlich aber auch in verschiedenen anderen Situationen – eine effektive Therapie zu einer deutlichen Besserung der Prognose führt.
Bei vielen Patienten gelang es auch mit konventionellen Antiarrhythmika, das Wiederauftreten von Rhythmusstörungen zu verhindern, bei anderen aber trotzten die Tachykardien jeder Therapie, oder eine primär effekte Behandlung mußte wegen Nebenwirkungen wieder abgebrochen werden.
Für diese **sogenannte therapieresistenten Fälle** hat sich Amiodaron, dank seiner hohen Wirkungsrate und seiner guten kardialen Verträglichkeit, als entscheidender therapeutischer Fortschritt erwiesen.
Aus diesem Grund haben sich Klinikleitung, Verlag und Autor entschieden, diesen Teilbeitrag aus einer Übersicht über verschiedene Antiarrhythmika vorzeitig zum Druck freizugeben, mit der Bitte an den Leser, zahlreiche unaufgelöste ✳ Blockaden, die sich auf andere Kapitel des Gesamtwerkes beziehen, zu entschuldigen.
Wenn es auf diese Weise gelingt, den einen oder anderen Patienten vor einer fatalen Rhythmusstörung zu bewahren, so ist der Sinn dieser Broschüre erfüllt.

G. Späth

[1] Bigger, J. Th., Weld, F. M., Rolnitzky, L. M.:
Prevalence, Characteristics and Significance of Ventricular Tachycardia (Three or More Complexes) Detected With Ambulatory Electrocardiographic Recording in the Late Hospital Phase of Acute Myocardial Infarction.
Amer. J. Cardiol., 48, 815–823 (1981)

[2] Mason, J. W., Winkle, R. A.:
Accuracy of the Ventricular Tachycardia-Induction Study for Predicting Long-Term Efficacy and Inefficacy of Antiarrhythmics Drugs.
New Engl. J. Med., 303, 1073–1077 (1980)

[3] Myerburg, R. J., Conde, C., Sheps, D. S., Appel, R. A., Kiem, I., Sung, R. J., Castellanos, A.:
Antiarrhythmic Drug Therapy in Survivors of Prehospital Cardiac Arrest: Comparison of Effects on Chronic Ventricular Arrhythmias and Recurrent Cardiac Arrest.
Circulation 59, 5, 855–853 (1979)

[4] Naccarelli, G. V., Prystowsky, E. N., Jackman, W. M., Heger, J. J., Rahilly, G. Th., Zipes, D. P.:
Role of Electrophysiologic Testing in Managing Patients Who Have Ventricular Tachycardia Unrelated to Coronary Artery Disease.
Amer. J. Cardiol., 50, 165–171 (1982)

Inhalt

Amiodaron

○ Cordarex®, Labaz

Ampullen à 3 ml = 150 mg Amiodaronhydrochlorid
20 mg Benzylalkohol
300 mg Polysorbat 80 (Twen 80)
Tabletten à 200 mg Amiodaronhydrochlorid

□ L 3428

▽ „Cordarone", ausländischer Handelsname

Steckbrief

Hochpotentes Antiarrhythmikum

- ▶ mit breitem Wirkungsspektrum
- ▶ sehr guter kardialer Verträglichkeit, ebenso in bezug auf Erregungsleitung wie auch auf Hämodynamik
- ▶ mit gleichzeitig günstigen Effekten auf die Folgen der koronaren Herzkrankheit
- ▶ unsympathischen, aber selten gefährlichen extrakardialen Nebenwirkungen und
- ▶ bizarrer Pharmakokinetik

besonders geeignet für bedrohliche therapieresistente Rhythmusstörungen

* **Abkürzungen**
○ Reinsubstanz
⊙ Mischpräparat
□ Bezeichnung der Versuchssubstanz
▽ ausländischer Handelsname
✳ nicht aufgelöste Seitenblockade für Hinweise auf Gesamtwerk

Überblick

Amiodaron wurde 1961 von den Labaz-Laboratorien entwickelt und 1967 – zunächst in Belgien, Frankreich und Spanien – als „Koronartherapeutikum" zur Behandlung der Angina pectoris in die Klinik eingeführt. Die ausgeprägte antianginöse Wirkung wurde später durch intravenöse Verabreichung bei Patienten mit instabiler Angina pectoris bestätigt und beruht neben einer Steigerung der Koronardurchblutung und der Aufhebung von Koronarspasmen auf einer Senkung der Herzfrequenz und der Nachlast bei gleichzeitiger Abschwächung sympathikotoner Effekte.
Die klinischen Erfahrungen bei Patienten mit koronarer Herzkrankheit zeigten bald, daß es bei den meisten Patienten im Laufe einiger Wochen zum Verschwinden vorbestehender Rhythmusstörungen kam.
Als weitere klinische Erfahrungen und experimentelle Untersuchungen eine Reihe unliebsamer Nebenwirkungen zeigten, ließ das Interesse an Amiodaron als „Koronartherapeutikum" erheblich nach, zumal andere Mittel zur Behandlung der Angina pectoris am Horizont auftauchten.
Was jedoch die antiarrhythmische Wirkung betraf, so zeigte sich bald, daß Amiodaron in dieser Hinsicht unersetzlich war, weil es sich auch in Fällen als wirksam erwies, in denen alle anderen Antiarrhythmika versagten.
In Deutschland wurde Amiodaron erst 1982 eingeführt und ist deshalb hier noch weitgehend unbekannt, obwohl aus dem Ausland ausgedehnte kritische Studien aus zahlreichen kardiologischen Zentren der Welt vorliegen, nach denen die Bedeutung von Amiodaron bei verschiedenen Rhythmusstörungen, im Vergleich zu den anderen Antiarrhythmika, schon recht genau umrissen ist.

Amiodaron unterscheidet sich – sowohl im Hinblick auf seine chemische Zusammensetzung als auch auf seine erwünschten und unerwünschten Haupt- und Begleitwirkungen – generell von allen bislang bekannten Antiarrhythmika. Es ist eine hochpotente Substanz – nach den bisher vorliegenden Studien wohl das wirksamste bisher bekannte Antiarrhythmikum überhaupt.
Es hat ein sehr breites antiarrhythmisches Spektrum, entsprechend wurden ebenso bei supraventrikulären Rhythmusstörungen, einschließlich denen bei WPW-Syndrom, als auch bei ventrikulären Rhythmusstörungen sehr hohe Erfolgsquoten erreicht, auch bei Patienten, die vorher erfolglos mit anderen Substanzen behandelt worden waren.
Im Mittelpunkt des klinischen Interesses steht die hohe Effektivität bei Patienten mit anderweitig therapieresistenten malignen ventrikulären Rhythmusstörungen, wie rezidivierenden Kammertachykardien und Kammerflimmern. Selbst bei Patientenkollektiven, die einen akuten extrahospitalen Herz-Kreislauf-Stillstand überlebt hatten, konnte unter Amiodaron-Behandlung eine deutliche Zunahme der Überlebensraten nachgewiesen werden, was bisher mit kaum einem anderen Antiarrhythmikum gelungen ist.

Von besonderer Bedeutung ist auch, daß sich diese Substanz, die vorwiegend bei Patienten mit schweren kardialen Vorschädigungen eingesetzt wird, durch eine bessere kardiale Verträglichkeit auszeichnet als die meisten anderen Antiarrhythmika. Das gilt ebenso im Hinblick auf die Erregungsausbreitung als auch auf die Hämodynamik. Zwar wurde bei Patienten mit schwerer vorbestehender kardialer Dekompensation gelegentlich auch unter Amiodaron eine zunehmende Herzinsuffizienz beobachtet, bei den weitaus meisten Patienten mit bereits vorher erheblich eingeschränkter Ventrikelfunktion wurde jedoch eher eine Besserung der Hämodynamik mit Rückbildung von Dyspnoe und peripherer Dekompensation beobachtet, was möglicherweise z. T. auch mit den obengenannten günstigen Effekten auf die Folgen der koronaren Herzkrankheit in Zusammenhang steht.

Amiodaron ist damit heute das Antiarrhythmikum der Wahl bei Patienten mit anderweitig therapieresistenten Rhythmusstörungen, insbesondere auch bei Patienten mit schwerer kardialer Vorschädigung.
Aufgrund des langsamen Wirkungseintritts bei oraler Anwendung ist es mehr für die Langzeit-Behandlung als für die Akuttherapie geeignet.
Daß Amiodaron, trotz der genannten Vorteile, nicht als Antiarrhythmikum erster Wahl bei Patienten mit nicht therapieresistenten Rhythmusstörungen eingesetzt wird, liegt daran, daß es nicht selten zu lästigen extrakardialen Nebenwirkungen und – allerdings sehr selten – zu Komplikationen von seiten der Schilddrüse und der Lunge führt und außerdem eine außergewöhnlich problematische Pharmakokinetik aufweist.
Da die Anwendung von Amiodaron hauptsächlich für Patienten mit malignen Rhythmusstörungen in Betracht kommt, erfolgt die Einstellung heute vorwiegend in der Klinik.
Die wichtigsten Gesichtspunkte für den Kliniker sind im folgenden etwas ausführlicher besprochen.

Als **Praktiker,** der die Weiterbetreuung von Patienten, die in der Klinik auf Amiodaron eingestellt wurden, übernimmt, sollte man jedoch einige Eigenheiten der Substanz kennen:
Die Pharmakokinetik des Amiodaron weist eine kaum vorstellbare Trägheit auf. Bei oraler Anwendung vergehen je nach Dosierung Tage bis Wochen, in seltenen Fällen auch Monate, bis der volle therapeutische Effekt erreicht ist. Wird die Dosierung geändert, dauert es Wochen bis Monate, ehe sich die Folgen dieser Dosisänderung bemerkbar machen. So kann z. B. ein Patient, bei dem Amiodaron abgesetzt wird, in den ersten Wochen nach Absetzen noch einen völlig regelmäßigen Rhythmus aufweisen, dann aber plötzlich nach Monaten an einem erneut auftretenden Kammerflimmern sterben. Aus diesem Grund sind Dosierungsänderungen nur vorzunehmen, wenn man sehr genau mit den Eigenheiten der Substanz vertraut ist. Außerdem sind Nachkontrollen über einen sehr langen Zeitraum, mindestens viele Monate, meist Jahre, erforderlich. Neben dem Bandspeicher-EKG erweist sich der rT_3-Wert als Hinweis auf die Intensität der Amiodaron-Wirkung. Außerdem besteht seit kurzem die Möglichkeit, den Amiodaron-Serumspiegel zu bestimmen. Wichtig ist auch zu berücksichtigen, daß bei gleichzeitiger Amiodaron-Behandlung der Digoxin-Spiegel in den toxischen Bereich steigen kann. Es genügt daher im allgemeinen die Hälfte der vorhergehenden Digoxindosis. Bei Patienten mit oralen Antikoagulanzien kann der Quickwert abfallen. Weitere Substanzen, die wegen möglicher Interaktionen bis auf weiteres nicht gleichzeitig mit Amiodaron eingesetzt werden sollten, sind Antiarrhythmika und Barbiturate. Ferner ist zu beachten, daß die Patienten, um Hautveränderungen zu umgehen, die Sonne meiden und Lichtschutzsalben verwenden sollen. Beim Wiederauftreten von Rhythmusstörungen ist – neben einem abgefallenen oder toxischen Amiodaron-Spiegel – eine Hyperthyreose auszuschließen, die unter Amiodaron einen recht atypischen Verlauf (s. a. S. 53) zeigen kann. Beim Auftreten von Dyspnoe ist meist eine erneute klinische Einweisung unter anderem zum Ausschluß von interstitiellen Lungenveränderungen (s. a. S. 51) erforderlich. Dosisabhängige Nebenwirkungen, die zur Überprüfung der Frage, ob eine Dosisreduktion möglich ist, veranlassen sollten, sind:

- Übelkeit
- Muskelschwäche
- Parästhesien
- Tremor
- Kopfschmerz
- Schlafstörungen
- pathologische „Leberwerte“

Wirkungen

Übersicht – Wirkungsprofil

Charakteristisch für die Wirkung von Amiodaron ist, daß es
ebenso wie die *Lidocain*-Gruppe und
im Gegensatz zu den Na^+-Antagonisten
in Dosen bzw. Konzentrationen, die
die normale Erregungsleitung und
die Hämodynamik *nicht* beeinflussen
seine therapeutischen Effekte entfaltet.

Die *therapeutische* Wirkung besteht in

- einer Unterdrückung der **Spontanautomatie** *ischämischer* Purkinje-Zellen bei unbeeinträchtigter Automatie *gesunder* Purkinje-Zellen[132].

  Klinisch bedeutet das eine Unterdrückung von pathologischen Automatieherden in diesem Bereich, während die Fähigkeit der gesunden Purkinje-Zellen, im Bedarfsfall Ersatzrhythmen zu liefern, erhalten bleibt. Entsprechend findet sich z. B. bei totalem AV-Block unter Amiodaron – ähnlich wie unter Verapamil (Isoptin®) und im Gegensatz zu den meisten anderen Antiarrhythmika – gewöhnlich ein ausreichend schneller Ersatzrhythmus[75].
- Effekte auf **Folgepotentiale** (s. a. S. 10)
- Verlängerung der **Refraktärzeit** aller Gewebe.

  Sie äußert sich

im	in einer
Sinusknoten	▶ Sinusbradykardie und möglicherweise in einer Verhinderung von Sinusknoten-Reentry-Mechanismen.
Vorhof	▶ Verlangsamung der Vorhofaktion, besonders gut bei Vorhofflattern zu erkennen, und häufig im ▶ Übergang in Sinusrhythmus.
akzessorischen Bahnen	▶ Verlangsamung der Kammerfrequenz bei Vorhofflimmern bei WPW-Patienten.
AV-Knoten	▶ Verlangsamung der Kammerfrequenz bei allen supraventrikulären Tachykardien (mit Ausnahme des oben genannten Vorhofflimmerns bei WPW-Syndrom, die auf anderen Effekten beruht).
Kammer	▶ Unterdrückung repetitiver ventrikulärer Rhythmusstörungen.

Die Verlängerung der Refraktärzeit im AV-Knoten ist im Vergleich zu der in den anderen Geweben relativ stark ausgeprägt und bewirkt eine Art Frequenzfilter bei supraventrikulären Tachykardien. Diesen Effekt – ebenso wie die recht günstige hämodynamische Wirkung auf die Folgen der koronaren Herzkrankheit – hat Amiodaron mit Verapamil gemeinsam.

Indirekte Wirkungen

Die wesentlichen antiarrhythmischen Effekte von Amiodaron erklären sich aus den *direkten* Wirkungen auf das Aktionspotential der Herzzelle (s. S. 5), die hämodynamischen Effekte vorwiegend aus dem Einfluß auf die elektromechanische Kopplung an Herz- und Gefäßmuskulatur (s. S. 16).

Beide Wirkungen werden jedoch in unterschiedlichem Ausmaß durch *indirekte* Effekte moduliert, die hier nur kurz vorweggenommen werden sollen, da sie zum Verständnis der nachfolgenden Kapitel erforderlich sind.

Wirkungen auf die biogenen Amine und deren Rezeptoren

Parasympathikus und Acetylcholin[41c]

Amiodaron hat keinen Einfluß auf die Wirkung vagaler Reize oder die Wirkung von Acetylcholin.

Die amiodaronbedingte Sinusbradykardie ist atropinresistent. Sie tritt ebenso nach vorhergehender vagaler oder sympathikotoner Blockade auf[26a].

Sympathikus-Katecholamine und deren Rezeptoren[41c]

Amiodaron nimmt keinen Einfluß auf den Katecholamingehalt des Myokards und der Nebenniere (*Bexton*[14] nach *Charlier* 1970).

Es vermindert aber die präsynaptische Freisetzung sympathischer Transmitterstoffe[26a].

Am Herzen und an den Gefäßen führt es außerdem zu einer nicht-kompetitiven Hemmung der α- und β-Rezeptoren, deren Ursache sich auf **zellulärer Ebene** (s. S. ✳✳) abspielt.

Direkte Wirkungen

Wirkung auf die Ionenströme

Aufgrund der wenigen bisher vorliegenden Voltage-clamp-Untersuchungen[184] und elektrophysiologischen Effekte sind für Amiodaron folgende Wirkungen auf die Ionenströme anzunehmen:

- Der schnelle **Na^+**-Kanal
  wird durch Amiodaron nicht beeinflußt. Entsprechend bleibt die Erregungsleitung in den Fast-response-Zellen in Vorhof, His-Purkinje-System und Kammer normalerweise unbeeinträchtigt.
  Nur in extrem hohen Konzentrationen[174a] bzw. nach sehr langer Therapiedauer und bei sehr hohen Frequenzen[158, 177] wird die Erregungsleitung etwas verzögert; entsprechend nimmt auch die Frequenz induzierter Tachykardien etwas ab.
  Aufgrund der fehlenden Wirkung auf den schnellen Na^+-Kanal hat Amiodaron auch keine lokalanästhetische Wirkung.
- Die Verzögerung des **K^+**-Ausstroms
  wird aufgrund von Voltage-clamp-Untersuchungen und der Erfahrungen mit anderen Antiarrhythmika als wahrscheinlicher Mechanismus für die Verlängerung der Aktionspotentialdauer von Amiodaron angesehen.
- Der **Ca^{++}**-Influx
  in den Fast-response-Zellen scheint kaum beeinflußt zu werden, was auch mit der weitgehend fehlenden negativ inotropen Wirkung in Einklang zu bringen ist.
  Hingegen scheint der Effekt auf die Slow-response-Zellen mit dem Einfluß auf den Ca^{++}-Kanal in Zusammenhang zu stehen[75].

Wirkung auf die Arrhythmie-Modelle

Halogenierte Kohlenwasserstoffe – Chloroform
Die Wirksamkeit gegenüber diesem sonst üblichen Arrhythmie-Modell wurde offensichtlich nicht geprüft. (Da halogenierte Kohlenwasserstoffe die Aktionspotentialdauer verkürzen, Amiodaron sie jedoch verlängert, ist anzunehmen, daß es effektiv ist.)

Adrenalin
Adrenalinbedingte ventrikuläre Extrasystolen beim Hund wurden durch die prophylaktische (10 Min. vorher) Verabreichung von Amiodaron (2–5 mg/kg) verhindert[41c].

Acetylcholin
Acetylcholin-induziertes Vorhofflimmern beim Hund wird durch Amiodaron (10 mg/kg) innerhalb von 7 Minuten beseitigt[41c].

Aconitin
Die Aconitin-induzierte Kammertachykardie beim Hund läßt sich noch während der Injektion (10 mg/kg) in Sinusrhythmus überführen[41c].

Herzglykoside
Die Quabain-induzierte Kammertachykardie beim Hund läßt sich durch Amiodaron (10 mg/kg) innerhalb von $^1/_2$–6 Minuten in Sinusrhythmus überführen. Die Wirkdauer beträgt mehr als 24 Stunden[107c]. Amiodaron kann jedoch nur gegen glykosidbedingte Ektopien, nicht jedoch gegen den so bedingten Herzstillstand schützen[174d].

Tetrodotoxin
Die Wirksamkeit gegenüber dieser experimentell bedingten Rhythmusstörung wurde nicht geprüft. Wahrscheinlich ist Amiodaron aufgrund des fehlenden Einflusses auf den schnellen Natrium-Kanal ineffektiv.

Calcium
Nicht geprüft.

Magnesium
Nicht geprüft.

Barium
Bariumbedingte ventrikuläre, bigeminusartig angeordnete Extrasystolen beim Hund ließen sich durch die Injektion von Amiodaron (10 mg/kg) noch während der Injektion beseitigen[41c].

Koronarligatur
Salvenartige ventrikuläre Extrasystolen, die beim Hund 5 Stunden nach komplettem Koronarverschluß auftraten, verschwanden unter der Injektion von Amiodaron (10 mg/kg) und blieben für 2 Stunden unterdrückt[41c]. Weitere Untersuchungen[157e, 165] zeigten ebenfalls eine hohe Effektivität gegenüber infarktbedingten ventrikulären Rhythmusstörungen einschließlich Kammerflimmern ebenso in der Phase der akuten Ischämie wie während der Reperfusion, die in möglichem Zusammenhang mit den Effekten auf den Gehalt an zyklischer AMP (s. a. S. ✳✳; Hämodynamik, Ischämie) in Zusammenhang gebracht werden[115a]. Weitere Studien[44] ergaben, daß die Vorbehandlung mit Amiodaron zu einer weitgehenden Unterdrückung der Arrhythmien des Harris-Stadiums Ib (s. Abb. ✳✳) und der späteren Arrhythmien (Harris-Stadium II, s. Abb. ✳✳) sowie zu einer erheblichen Verminderung der Flimmerrate führt (s. a. S. 19). Außerdem konnte in dieser Studie durch intrazelluläre Ableitungen gezeigt werden, daß Amiodaron, obwohl es die in der Phase Ia auftretende Fragmentation des QRS-Komplexes und das diastolische Bridging eher verstärkt, die Entstehung von Extrasystolen in dieser Phase weitgehend unterdrückt. Der Wirkungsmechanismus ist bisher unklar[44].

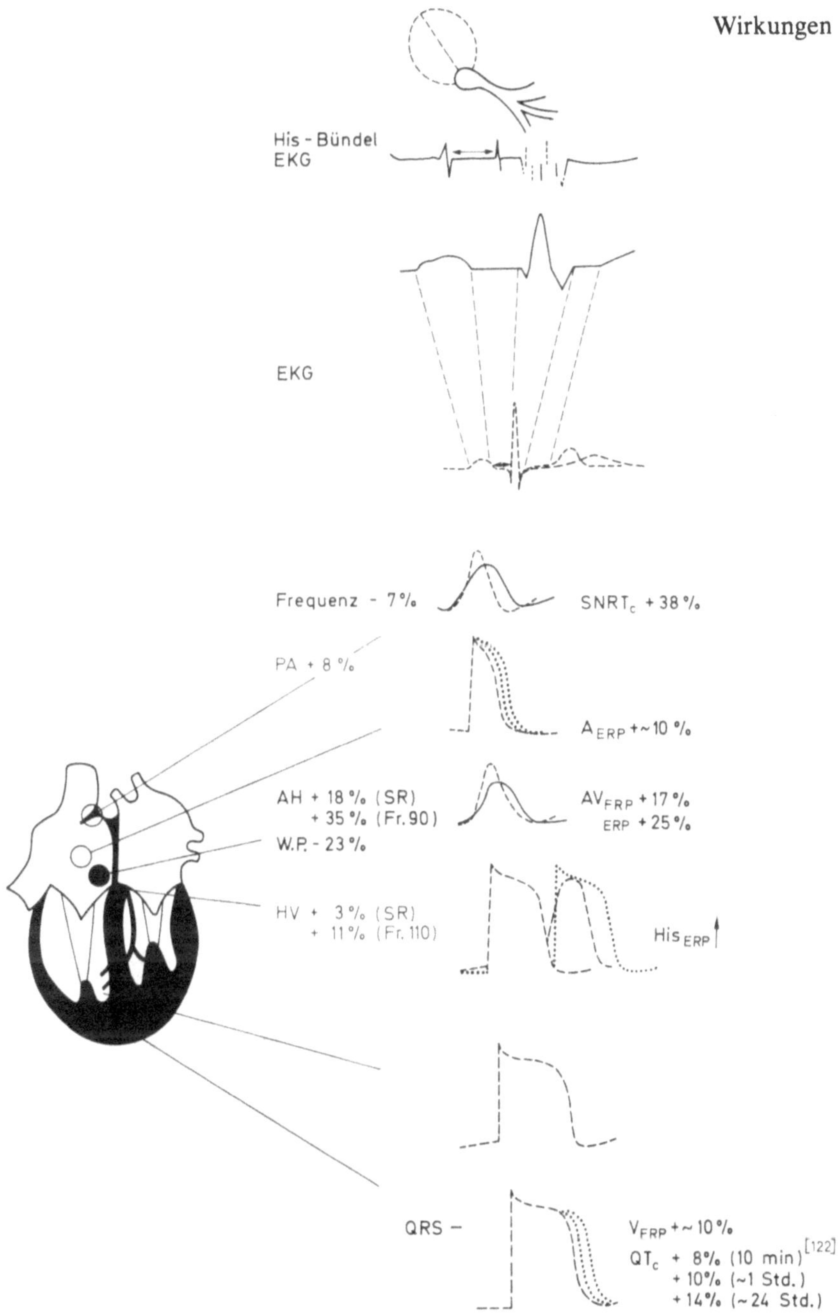

Abb. 1 Synoptische Darstellung des Amiodaroneffekts auf das Aktionspotential der Einzelzelle mit der Wirkung auf die Erregungsbildung und -leitung im entsprechenden Bereich nach EKG- und His-Bündel-EKG-Untersuchungen.

↔ = Verlängerung der entsprechenden Teilstrecke
— = unverändert
Fr. = Frequenz
AH = AH-Zeit
W.P. = Wenckebach-Punkt (Vorhoffrequenz, bei der die Impulse nicht mehr 1:1 übergeleitet werden)
HV = HV-Zeit
QRS = QRS-Dauer
—— = Haupteffekte von Amiodaron
...... = Effekte, die unter höheren Dosen bzw. bei längerer Therapiedauer entstehen (s. a. S. 13)
SNRT$_C$ = Frequenz-korrigierte Sinusknotenerholungszeit
A$_{ERP}$ = effektive Refraktärzeit des Vorhofs
AV$_{FRP}$ = funktionelle Refraktärzeit des AV-Knotens
AV$_{ERP}$ = effektive Refraktärzeit des AV-Knotens
His$_{ERP}$ = effektive Refraktärzeit des His-Purkinje-Systems
V$_{ERP}$ = effektive Refraktärzeit der Kammer
QT$_C$ = Frequenz-korrigierte QT-Zeit

Wirkungen auf die einzelne Herzzelle (Abb. 1)

Die ersten elektrophysiologisch faßbaren Effekte des Amiodaron findet man in den

Slow-response-Zellen
des Sinus- und AV-Knotens.

Amiodaron bewirkt – nach experimentellen Untersuchungen, z. B.[78] – am **Sinusknoten** (Abb. 2) eine

- ▶ Verminderung der diastolischen Depolarisationsgeschwindigkeit[78]
- ▶ Verminderung der Aktionspotentialhöhe
- ▶ Verlängerung der Aktionspotentialdauer.

Analoge Veränderungen finden sich im Bereich des **AV-Knotens,** wenn auch etwas weniger ausgeprägt[75].

Zum Entstehungsmechanismus der Bradykardie wird angenommen, daß es sich um direkte Effekte handelt. Sie lassen sich durch

- Atropin nicht beeinflussen
- durch Sympathikomimetika (Adrenalin und Noradrenalin) abschwächen, aber nicht aufheben[78].

Aus weiteren experimentellen Untersuchungen[75] ist bekannt, daß die Sinusbradykardie und die Verzögerung der AV-Überleitung bei verminderter Ca^{++}-Konzentration stärker in Erscheinung tritt, was für einen irgendwie gearteten Einfluß der Substanz auf den langsamen Kanal spricht.

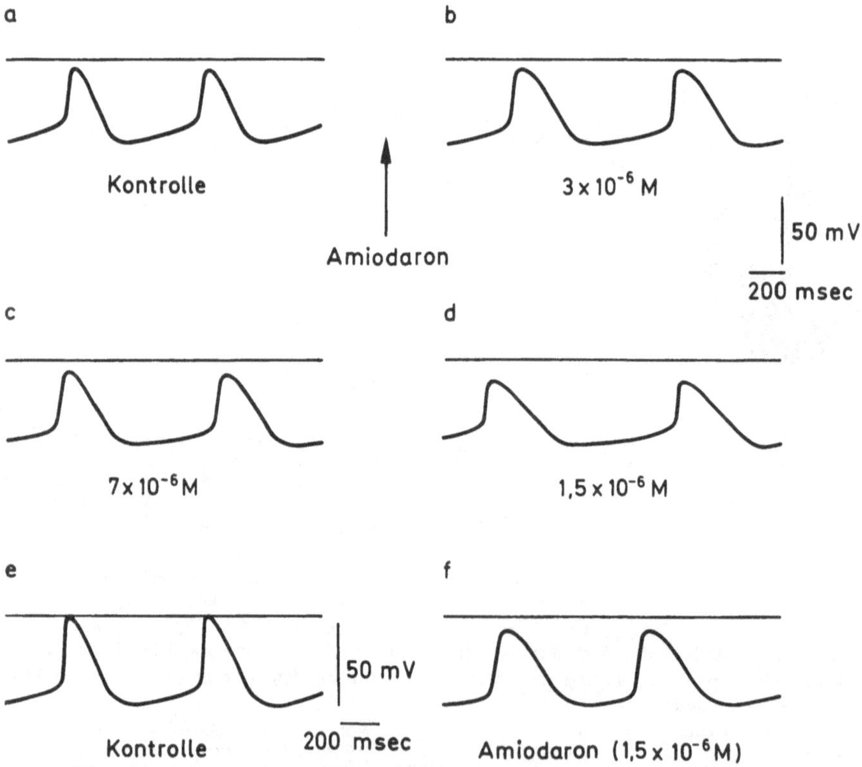

Abb. 2 Wirkungen von Amiodaron auf die Sinusknotenzelle;
a) Kontrolle; b, c, d) steigende Amiodaron-Konzentrationen; e) elektrisch stimulierte Sinusknotenzelle (Kontrolle); f) elektrisch stimulierte Sinusknotenzelle unter Amiodaron (aus [78]).

Fast-response-Zellen

In bezug auf die Wirkung an den Fast-response-Zellen ergeben sich aus den verschiedenen experimentellen Untersuchungen[59, 157b, 174a] bei

- ▶ unverändertem Ruhemembranpotential und
- ▶ unveränderter maximaler Anstiegsgeschwindigkeit (V_{max}) eine
- ▶ deutliche Zunahme der Aktionspotentialdauer, die
  - sich bei einzelnen Versuchen mit intraperitonealer Anwendung erst im Laufe von Wochen entwikkelt[174a]
  - bei anderen Studien bei intravenöser Verabreichung, aber auch schon unmittelbar nach der Injektion nachweisbar waren.

Die Verlängerung der Aktionspotentialdauer war in

- ▶ Vorhof und Kammer (Vorhof > Kammer) am deutlichsten ausgeprägt, in den
- ▶ Purkinje-Zellen in geringerem Ausmaß aber auch nachweisbar[157b].

In den **Purkinje-Fasern** wurde außerdem bei

- ▶ unveränderter Konfiguration des *rechtzeitigen* Komplexes (Phase-0-Geschwindigkeit, Aktionspotentialdauer, Phase-4-Depolarisation)
- ▶ schon ausgeprägte Veränderungen der Wiedererregbarkeit bei
- ▶ deutlicher Änderung der Aktionspotential-Konfiguration *vorzeitiger* Komplexe gefunden[59], entsprechend waren vorzeitig induzierte Impulse erst bei stärker negativen (d. h. dem Ruhemembranpotential näheren) Potential auslösbar und zeigten dann eine bessere Fortleitung und sogar ein überhöhtes Überschußpotential (s. Abb. 3)[59].

Das bedeutet, daß bereits bei noch unverändertem Aktionspotential des Normalschlages Extrasystolen unterdrückt oder durch bessere Leitung ein bidirektionaler Block in einen unidirektionalen verwandelt werden kann, so daß Reentry-Mechanismen unterdrückt werden.

Geschädigtes Gewebe

In geschädigten Purkinje-Zellen wird die Phase-4-Depolarisation schon unterdrückt, während sie bei normalen Fasern noch erhalten ist (s. o.).

Untersuchungen am intakten Versuchstier

Hierbei wurden im wesentlichen die oben genannten Befunde bestätigt[32]. Nach intravenöser Verabreichung von 10 mg Amiodaron/kg KG ohne Stabilisator wurde das Wirkungsmaximum nach 5–10 Minuten erreicht. Neben der zu erwarteten Sinusbradykardie fand sich eine grenzwertige Verlängerung der Aktionspotentialdauer bei schon erheblich verlängerter Refraktärzeit im Vorhofbereich und eine deutlichere Verlängerung der Aktionspotentialdauer bei etwas weniger ausgeprägter Verlängerung der Refraktärzeit im Ventrikelbereich.

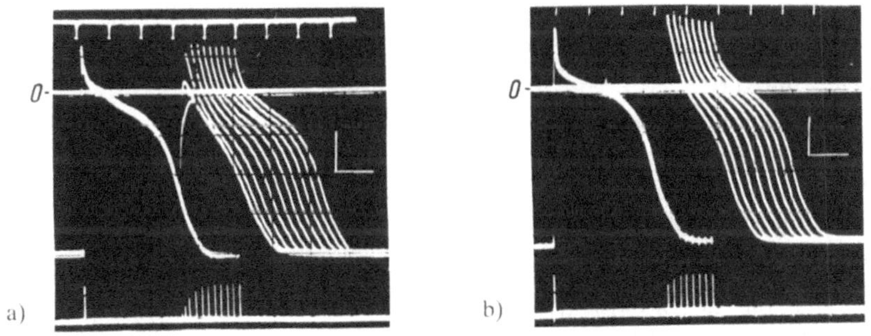

Abb. 3 Effekt von Amiodaron auf Folgepotentiale: a) Kontrolle; b) Amiodaron (aus [59]).

Sonstige Effekte, die in bezug auf die Wirkung eine Rolle spielen

Neben den genannten Wirkungen auf Erregungsleitung und Refraktärzeit in den verschiedenen Abschnitten des Reizleitungssystems gibt es eine Reihe weiterer teils tierexperimentell, teils klinisch nachgewiesener Effekte, die für die therapeutischen Wirkungen von Amiodaron eine Rolle spielen. Dazu gehören

die Wirkung auf **Folgepotentiale** im Sinne

einer **Verbesserung der Erregungsleitung** (s. a. S. 9, Abb. 3) und wahrscheinlich auch

einer **Verzögerung** und Unterdrückung der Erregungsleitung, da klinische Beobachtungen[102] zeigen, daß die Kupplungsintervalle der ventrikulären Extrasystolen ständig zunehmen, bis die Extrasystolen schließlich verschwinden. Hingegen fanden andere Autoren[82b] keine regelmäßige Zunahme des Kupplungsintervalls vor Unterdrückung der Extrasystolen. Insgesamt gibt es zu dieser Frage bis jetzt nur wenig Untersuchungen. Hingegen konnte

ein Effekt auf **Nachpotentiale**

experimentell bisher nicht festgestellt werden[174d]. Ebenso konnte kein Effekt auf die diastolischen brückenbildenden Potentiale, die beim experimentellen Infarkt in der Harris-Phase Ia eine Rolle spielen, nachgewiesen werden[44].

Auch ein Einfluß auf die **Wellenlänge**

bei Vorhofflattern ließ sich experimentell, trotz ausreichend langer Vorbehandlung, nicht nachweisen[177].

Auf die bisher bekannten Effekte im ischämisch geschädigten Gewebe wurde bereits oben (s. S. 9) eingegangen.

Weitere Befunde, die im Zusammenhang mit Rhythmusstörungen bei Infarkt interessieren, sind, daß die Flimmerschwelle der Kammer sowohl im normalen Myokard als auch unter den Bedingungen der Hypoxie und nach experimentellem Koronarverschluß deutlich ansteigt[115a, 132] und daß Rhythmusstörungen im Rahmen des experimentellen Infarktes, wie bereits oben (s. S. 6; Arrhythmiemodelle) erwähnt, unterdrückt werden.

Einfluß auf Erregungsbildung und -leitung (Tab. 1)

– Ergebnisse aus His-Bündel-EKG und programmierter Stimulation –

[48, 76, 89c, 107c, 122, 134, 157a, 158, 174d, 189a, 206]

Die Effekte von Amiodaron wurden von verschiedenen Autoren

teils im Anschluß an die **intravenöse Bolusinjektion**

manchmal mit anschließender Kurzinfusion[134]

teils nach mehr oder weniger langer

oraler Applikation

in einzelnen Studien auch beim gleichen Patienten-Kollektiv im Anschluß an die

Bolusinjektion und unter

oraler Dauertherapie

untersucht.

Dabei zeigte sich, daß die Effekte im Bereich des **AV-Knotens** – und auch des Sinusknotens – schon nach der intravenösen Injektion recht deutlich ausgeprägt waren, während die Verlängerung der Refraktärzeit von **Vorhof-** und **Kammermyokard** im Anschluß an die intravenöse Injektion nur mäßig ausgeprägt (in einzelnen Studien auch gar nicht nachweisbar) ist und im Verlauf der Dauertherapie zunehmend deutlicher wird.

Nach **intravenöser Bolusinjektion** von 5 mg/kg KG sind beim Menschen folgende Soforteffekte (s. a. Tab. 1) nachweisbar[158]:

Sinusknoten

Die Sinusknotenfrequenz nimmt – abgesehen von einem initialen, auf die ersten 4 Minuten nach Injektion beschränkten und dem Lösungsvermittler anzulastenden Anstieg[170] – deutlich ab.
Dieser Effekt ist um so deutlicher, je höher die Ausgangsfrequenz ist[66, 167]. Außerdem ist er bei Patienten mit **Sick-Sinus-Syndrom,** wie aus der Tab. 1 zu ersehen, stärker ausgeprägt.
Noch stärker als die Sinusfrequenz werden die Parameter der Refraktärität des Sinusknotens verzögert (s. a. Tab. 1).

Vorhof

Die Erregungsleitung im Vorhof wird praktisch nicht, die Refraktärzeit nur geringfügig verzögert.

AV-Knoten

Die AH-Zeit nimmt deutlich zu, besonders bei höherer Frequenz. (Dieser Effekt kann jedoch gelegentlich durch die frequenzsenkende Wirkung kaschiert werden.) Wesentlich stärker ausgeprägt als die Verlängerung der AH-Zeit ist jedoch die Zunahme der Refraktärzeit.
Die Wenckebach-Frequenz nimmt um etwa 25% ab.
Die Werte bei Patienten mit vorbestehendem AV-Block sind praktisch identisch mit denen bei normaler Überleitung[158].

His-Purkinje-System und Kammer

Die Erregungsleitung in der Kammer wird praktisch nicht verzögert, die Refraktärzeit nur geringfügig verlängert.

Akzessorische Verbindungsbahnen

Die Refraktärzeit wird in Vorwärtsrichtung bei praktisch allen, in Rückwärtsrichtung bei etwa der Hälfte der Patienten erheblich verlängert[158, 202a].

Nach längerer **oraler Dauerbehandlung** nehmen alle genannten Effekte, besonders die Verlängerung der effektiven Refraktärzeit von Vorhof und Kammer, *weiter* zu.
Ebenso konnte in verschiedenen Studien eine weitere
Zunahme von
Sinusbradykardie
PQ-Verlängerung (normalerweise ohne Überschreiten der Normalwerte) und
QT-Verlängerung
beobachtet werden.
Daß die direkten Effekte eines Antiarrhythmikums – insbesondere bei rascher intravenöser Injektion – durch eine Reihe von Faktoren beeinflußt und teilweise auch überspielt werden, wurde bereits oben (s. S. 5; indirekte Effekte allgemein) erläutert.
Im Falle des Amiodaron sind das u. a.

- die gefäßdilatierende Wirkung mit konsekutivem Blutdruckabfall und reflektorischer
- Sympathikotonie, deren Auswirkung wiederum durch
- die α- und β-sympathikolytische Aktivität von Amiodaron abgeschwächt werden. Hinzu kommen
- die blutdrucksenkende und frequenzsteigernde Wirkung des Lösungsvermittlers (Abb. 4, S. 14).

Tabelle 1 Wirkung von Amiodaron auf die **Erregungsbildung und -leitung**
bei **intravenöser** Anwendung
▶ bei Patienten *ohne* spezielle Störungen der Erregungsbildung und -leitung (1. Spalte)
▶ bei Patienten *mit* speziellen Störungen (2. Spalte)
SSS (Sick-Sinus-Syndrom)
AV-Block I° und
WPW-Syndrom
bei **hochdosierter oraler** Anwendung
über längere Zeit als üblich (3. Spalte)
gemessen nach durchschnittlich 28 Tagen

Patientenkollektiv:	gemischtes Kollektiv von Patienten mit koronarer Herzkrankheit, Synkopen, Vitien[158]	spezielle Störungen und Erregungsbildung und -leitung (s. u.)	gemischtes Kollektiv von Patienten mit malignen ventrikulären Rhythmusstörungen[130i]
Dosierung:	5 mg/kg in 5 Minuten **i.v.**		1000–1800 mg/Tag **oral**
Meßzeitpunkt:	10 Minuten nach Injektion		Ø 28 Tage nach Therapiebeginn
		SSS	
Sinus			
-frequenz	− 7%		− 18%
$SNRT_{(max)}$	+ 15%	+ 22%	
$SNRT_c$	+ 36%	+ 44%	
SAZ	+ 7%	+ 6%	
Vorhof			
PA	+ 8%		
A_{EPP}	SR + 8%		+ 31%
	St.fr. 90 + 14%		
	St.fr. 110 + 10%		
A_{ERP}	+ 8%		
		AV-Block I°	
AV-Knoten			
AH	SR + 18%	SR + 18%	+ 20%
	St.fr. 90 + 35%	St.fr. 90 + 35%	
	St.fr. 110 + 33%		
Wenckebach-Punkt	− 23% (157→120)		− 20% (150→117)
AV_{FRP}	+ 17%	+ 18%	
AV_{EPR}	+ 25%	+ 28%	meist wegen langer A_{ERP} nicht bestimmbar
His Purkinje System			
HV	SR + 3%		
	St.fr. 90 + 4%		
	St.fr. 110 + 11%		
Ventrikel			
V_{EPP}	St.fr. 90 + 8%		+ 23%
	St.fr. 110 + 7%		

Forts. Tabelle 1

Patientenkollektiv:	gemischtes Kollektiv von Patienten mit koronarer Herzkrankheit, Synkopen, Vitien[158]	spezielle Störungen und Erregungsbildung und -leitung (s. u.)	gemischtes Kollektiv von Patienten mit malignen ventrikulären Rhythmusstörungen[130i]
acc. PW		**WPW**	
acc. PW_{ERP} vorwärts		+ 14%	
acc. PW_{ERP} rückwärts		+ 36% (bei etwa der Hälfte der Patienten)	
PQ			+ 15%
QRS	+ 3%		
QT_c			+ 13%
KI			↑ [102]

Abkürzungen:

A_{ERP}:	atriale effektive Refraktärzeit
V_{ERP}:	ventrikuläre Refraktärzeit
acc. PW:	akzessorischer Pathway bei WPW
KI:	Kupplungsintervall von Extrasystolen
$SNRT_{(max)}$:	maximale Sinusknotenerholungszeit
$SNRT_c$:	korrigierte Sinusknotenerholungszeit
St.fr.:	Stimulationsfrequenz (Schläge/min)
Wenckebach-Punkt:	Vorhoffrequenz, bei der keine 1:1-Überleitung auf die Kammer mehr möglich ist

Die Frage, ob zwischen den genannten **„Sofort-Effekten"** und den sich erst **„allmählich entwickelnden Wirkungen"** graduelle oder prinzipielle Unterschiede bestehen und welche Bedeutung sie im Zusammenhang mit dem ebenfalls noch umstrittenen „verzögerten Wirkungsbeginn" des Amiodaron haben, ist noch ziemlich unklar.
Daß der Wirkungsbeginn und erst recht der volle therapeutische Effekt unter oraler Amiodaron-Behandlung oft erst nach vielen Tagen, gelegentlich auch erst nach Wochen eintritt, ist seit langem bekannt. Die Ursache dafür könnten allerdings aus heutiger Sicht auch rein pharmakokinetische Gründe sein.

Die ersten Studien [z. B. 12, 93, 125] mit der intravenösen Anwendung zeigten bei relativ hohen Erfolgsquoten bei supraventrikulären Rhythmusstörungen für ventrikuläre Rhythmusstörungen – im Vergleich zu den Ergebnissen mit der oralen Dauertherapie – keine so überragenden Ergebnisse. Außerdem fand *Benaim*[12a] nach intravenöser Anwendung keine Verlängerung der relativen QT-Zeit. Die verhältnismäßig gute Wirksamkeit bei **supraventrikulären Rhythmusstörungen** erklärt sich aus dem „Soforteffekt" im Bereich des AV-Knotens, die zu einer Verlangsamung der Kammerfrequenz führt, die um so stärker ausgeprägt ist, je höher die Ausgangsfrequenz war – ein Effekt, der, wenn auch bei anderem Wirkungsmechanismus, weitgehend dem des Verapamil (Isoptin®) entspricht. In bezug auf

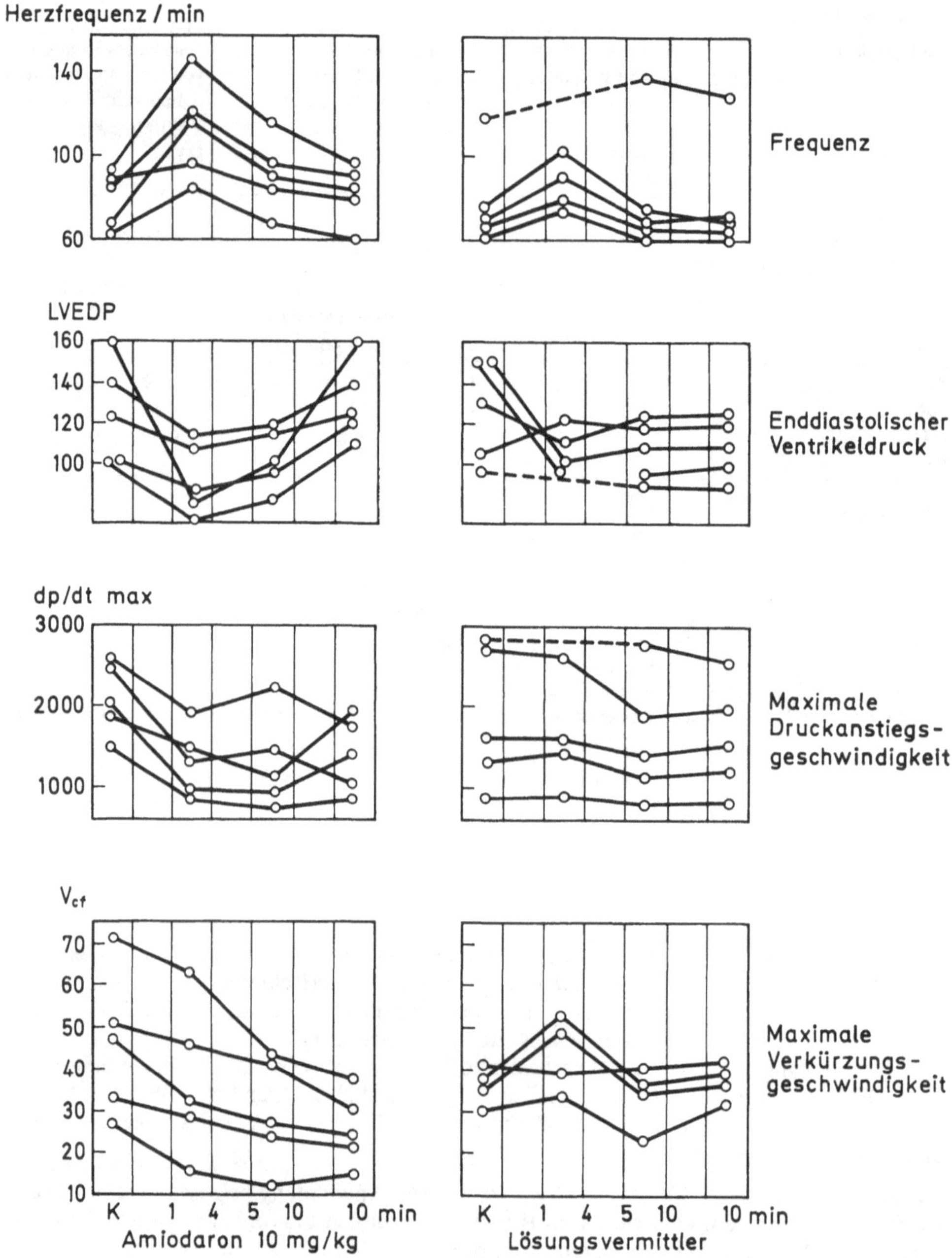

Abb. 4 Einfluß von Amiodaron und dessen Lösungsvermittler auf Herzfrequenz und Hämodynamik.

die Wirkung bei ventrikulären Rhythmusstörungen wurde – unter Hinweis auf die experimentellen Befunde von *Singh* 1970[174a] und der im Laufe der Dauerbehandlung oft weiter zunehmenden QT-Dauer und allmählichen Zunahme der effektiven Refraktärzeit des Ventrikels – angenommen, daß hier andere, zeitabhängige Faktoren eine Rolle spielen. Als mögliche Ursache für die progressive Verlängerung der **QT-Zeit** und die **verspätete therapeutische Wirkung** wurden verschiedene *Hypothesen* diskutiert, so u. a.

- eine lokale myokardiale Hypothyreose[142, 180a] oder
- ein Zusammenhang mit dem ebenfalls nur allmählich ansteigenden rT_3-Wert[174d] oder anderen Wirkungen auf die Schilddrüsenhormone[150c] oder auf Rezeptoren von Schilddrüsenhormonen[183]
- eine myokardiale Anreicherung der Substanz mit „kumulativem Effekt"[150c, 130a]
- Akkumulation von Metaboliten[150c], über deren Wirkung bis jetzt jedoch überhaupt nichts bekannt ist[174d].

Neuere Erfahrungen mit der intravenösen Anwendungsform des Amiodaron sprechen allerdings immer mehr dafür, daß sich der mysteriöse Späteffekt des Amiodaron vorwiegend – wenn nicht gar ausschließlich – auf pharmakokinetische Gegebenheiten zurückführen läßt.
So zeigte eine Studie von *Holt*[89b] bei Patienten mit ventrikulären Rhythmusstörungen (vorwiegend rezidivierenden kurzen Kammertachykardien), daß unter einer intravenösen Kurzinfusion von 5 mg Amiodaron/kg KG in 10 Minuten, die maximale QT-Verlängerung bereits kurz vor Infusionsende auftrat und sich nach einer halben Stunde bereits wieder weitgehend zurückgebildet hatte. Der maximale therapeutische Effekt fiel fast immer mit der maximalen QT-Verlängerung zusammen, und die Patienten, die auf die Testinfusion reagierten, zeigten bei Dauerbehandlung gute Ergebnisse, während die übrigen auch auf die Dauerbehandlung nicht ansprachen.
Ebenso konnte *Hoogenhuyze*[90] bei Patienten mit komplexen ventrikulären Rhythmusstörungen nachweisen, daß es unter intravenöser Behandlung mit ausreichend hohen Dosen (5 mg/kg KG als Bolus und anschließend 1500 mg in 24 Std. als Dauerinfusion) im Laufe von 2–4 Stunden gelingt, eine über 95%ige Suppression aller Rhythmusstörungen zu erreichen.
Aufgrund dieser und anderer Befunde erhebt sich die Frage, ob es wirklich sogenannte Soforteffekte und Spätwirkungen des Amiodaron gibt oder ob nicht einfach empfindlichere Gewebe wie der AV-Knoten schon auf kleinere Dosen reagieren, während die Verlängerung der Refraktärzeit in Vorhof und Kammer erst bei höheren Konzentrationen nachweisbar werden.
Möglich wäre auch, daß die Effekte des Amiodaron auf Aktionspotential und Refraktärzeit von Vorhof und Kammer bei intravenöser Injektion teilweise durch sympathikotone Wirkungen im Zuge der Gegenregulation geschwächt werden.

Weitere Befunde, die im Hinblick auf die klinische Anwendung von Bedeutung sind, sind schließlich noch

- der Einfluß auf die **Reizschwelle von Schrittmachern.**
  Systematische Untersuchungen zu dieser Frage liegen bisher nicht vor.
- die Wirkung auf die **Induzierbarkeit von Tachykardien.**
  Daß die Induzierbarkeit einer Tachykardie unter programmierter Stimulation unter antiarrhythmischer Behandlung mit den meisten Antiarrhythmika ein guter Parameter für die Prognose ist, wurde oben (s. S. ✱✱) bereits erwähnt, für Amiodaron trifft das jedoch nicht zu. Zwar kann davon ausgegangen werden, daß bei den Patienten, bei denen die Tachykardie nicht mehr auslösbar ist, keine Rezidive zu befürchten sind. Der umgekehrte Schluß ist jedoch nicht berechtigt. Aus den Erfahrungen mit der

programmierten Stimulation bei **supraventrikulären Tachykardien** ist bekannt, daß Amiodaron wenig Einfluß auf die Auslösbarkeit von Vorhofflimmern hat, auch bei solchen Patienten, die weiterhin anfallsfrei bleiben. Das gleiche trifft auch für supraventrikuläre Reentry-Tachykardien zu. Hingegen wurde bei rezidivfreien Patienten eine fast vollständige Suppression aller supraventrikulären Extrasystolen beobachtet, so daß angenommen wird, daß der Effekt des Amiodaron möglicherweise auf einer Unterdrückung der Extrasystolen als Triggermechanismus für weitere Rhythmusstörungen liegt.
Ebenso haben die Erfahrungen mit der programmierten Stimulation bei **ventrikulären Tachykardien**[13/4, 15, 21, 24, 28b, 84a+b, 87a, 97d, 128, 174b+c, 201b] gezeigt, daß die Frequenz der ausgelösten Tachykardie – aufgrund des geringen Effekts auf die Erregungsleitung – nur mäßig abnimmt[119, 181] und daß die Auslösbarkeit keine sicheren Rückschlüsse auf die Prognose erlaubt. Auch hier gilt, daß neben den Patienten mit nicht mehr auslösbarer Tachykardie auch die meisten mit weiterhin auslösbarer Tachykardie anfallsfrei bleiben und daß die fast vollständige Unterdrückung der ventrikulären Extrasystolen als Hauptursache für das Ausbleiben gravierender Rhythmusstörungen angesehen wird.

Zusammenfassend führen die Ergebnisse der programmierten Stimulation bei Amiodaron – wie anscheinend übrigens auch bei anderen Stoffen der „Klasse III" und im Gegensatz zu den Substanzen der „Klasse I" – zu einer deutlichen Unterschätzung der Wirksamkeit.

Zusammenfassung der wichtigsten elektrophysiologischen Wirkungen

Wirkungen im **AV-Knoten**
erster therapeutisch nachweisbarer Effekt
- ▶ Verapamil-artig
- ▶ Kammerfrequenzverlangsamung bei Vorhofrhythmusstörungen
- ▶ Unterbrechung von Reentry-Tachykardien im AV-Knoten

Verlängerung der Refraktärzeit von **Vorhof und Kammer**
- ▶ als Voraussetzung zur Regularisierung von Vorhoftachykardien, -flimmern und -flattern und
- ▶ Unterdrückung ventrikulärer Reentry-Tachykardien

Unterdrückung von **supraventrikulären und ventrikulären Extrasystolen**
die nach progressiver Zunahme des Kupplungsintervalls schließlich ganz verschwinden und so als „Triggermechanismen" für weitere Rhythmusstörungen entfallen.

Einfluß auf die Hämodynamik sowie die Folgen der koronaren Herzkrankheit – antianginöse Wirkung

Auf das komplexe Zusammenspiel verschiedener Faktoren in bezug auf die Wirkung von Antiarrhythmika und auf die Hämodynamik allgemein sowie auf die speziellen Verhältnisse bei koronarer Herzkrankheit wurde oben (s. S. ✳✳; Hämodynamik allgemein) ausführlich eingegangen. Die wichtigsten Faktoren sind der Einfluß auf Kontraktilität, Nachlast und indirekte Wirkungen auf Sympathikus und Parasympathikus und speziell bei der koronaren Herzkrankheit der Einfluß auf Koronarspasmen, die Weite des koronaren Gefäßsystems allgemein und die relative regionale Blutverteilung im Herzen.

Die diesbezüglich wichtigsten Effekte des Amiodaron sind
die *indirekten Wirkungen* (s. S. 5),
die im wesentlichen in einer **Abschwächung sympathikotoner Effekte** bestehen, und
die *direkten Wirkungen* am Herz- und Gefäßmuskel,
die sich aus dem Effekt auf zellulärer Ebene erklären.

Wirkungsmechanismus auf zellulärer Ebene

Die Wirkung von Amiodaron in diesem Bereich geht wahrscheinlich auf seinen Effekt auf die **Adenylcyclase** zurück.

Die Aktivierung der Adenylcyclase, die die zelluläre Anreicherung von ATP triggert und bei Erregung der Zelle in Anwesenheit von Ca^{++}-Ionen und energiereichen Phosphaten die Kontraktion des Herzens bedingt, geschieht entweder durch Katecholamine über β-Rezeptoren oder – unabhängig von β-Rezeptoren – über Glucagon. Amiodaron verhindert in nicht kompetitiver Weise die Aktivierung der Adenylcyclase, sei es durch **Katecholamine** oder durch **Glucagon**[184], und zwar nur am Herzen und an den Gefäßen, während beispielsweise die Wirkung an den Bronchien unbeeinflußt bleibt[184].

Über den genannten Wirkungsmechanismus auf zellulärer Ebene läßt sich ebenso die gefäßdilatierende Wirkung als auch der abschwächende Effekt auf die Wirkung der Katecholamine begreifen.

Hämodynamische Effekte

Entsprechend zeigen tierexperimentelle Untersuchungen[41c]

- ▶ eine ausgeprägte **gefäßdilatierende Wirkung,** die an den Koronarien stärker ausgeprägt ist als an den peripheren Gefäßen
- ▶ eine **Abschwächung** der meisten **katecholaminbedingten Effekte** im Sinne einer nicht kompetitiven Hemmung der α- und β-Rezeptorenblocker[41c].

  Im einzelnen findet man eine
  - ▶ Abschwächung der streßbedingten Sinustachykardie sowie eine
  - ▶ Verminderung des
    - – durch Adrenalin und Noradrenalin bedingten RR-Anstiegs und des
    - – durch Isoproterenol bedingten RR-Abfalls[41c].

    Hingegen wird der
    - – katecholamininduzierte Anstieg des Schlagvolumens durch Amiodaron verstärkt, während er durch β-Rezeptorenblocker abgeschwächt wird[41c].

Hinzu kommt eine

- ▶ direkte bradykardisierende Wirkung.

Damit hat Amiodaron eine Reihe von Eigenschaften, die, auch wenn der „koronardilatierende Effekt" nicht bei allen Patienten voll zum Tragen kommt, wichtige **Angriffspunkte bei der Behandlung der koronaren Herzkrankheit** sind, nämlich

eine **Verminderung der Herzarbeit** durch

- ▶ direkte Frequenzsenkung
- ▶ Senkung des peripheren Widerstandes (Nachlast) und
- ▶ Verminderung katecholaminbedingter Effekte

bei gleichzeitig günstigen Effekte auf die
▶ Auswurfleistung des Herzens und somit die periphere Durchblutung.

Daraus ergibt sich, daß Amiodaron eine dem Verapamil und den Nitroverbindungen ähnliche Wirkung auf die kardiale Hämodynamik hat, was auch in experimentellen Untersuchungen[141 u. 174b] bestätigt werden konnte. (Im Vergleich zu den Nitroderivaten fehlt lediglich die Senkung der Vorlast.) Exakte Untersuchungen über den Einfluß auf die Blutverteilung zwischen Epikard und Endokard und normal durchbluteten und mangelversorgten Bezirken liegen bisher nicht vor. In weiteren klinischen Studien im Rahmen der Koronarangiographie konnte neuerdings gezeigt werden, daß Amiodaron ebenso wie die Ca^{++}-Antagonisten eine ausgeprägte spasmolytische Wirkung gegenüber **Koronarspasmen** hat[161].

Tabelle 2

Hämodynamische Wirkung
von 5 mg Amiodaron/kg als 5-Minuten-Infusion
bei Patienten mit koronarer Herzkrankheit (nach[153])

Herzfrequenz	82 → 84 Schläge/min
Schlagvolumen	unverändert
Herzminutenvolumen	4,4 → 4,85 l/min
koronarer Blutfluß	+ 25%
myokardialer O_2-Verbrauch	↓
peripherer Widerstand	− 13%
mittlerer Aortendruck	− 13%
endsystolischer Druck des linken Ventrikels	− 13%
enddiastolischer Druck des linken Ventrikels ab 4 Min.	(+ 13%)

Hämodynamik bei koronarer Herzkrankheit

Wie aufgrund der obengenannten Parameter zu erwarten, ergaben detaillierte hämodynamische Studien
bei **Patienten mit koronarer Herzkrankheit**
im Rahmen einer Herzkatheter-Untersuchung und Koronarangiographie
nach 5 mg Amiodaron/kg KG als 5-Minuten-Infusion[153]

- ▶ eine deutliche Reduktion (~13%) des linksventrikulären systolischen Drucks und des Aortendrucks sowie des peripheren Widerstandes
- ▶ bei gleichzeitig deutlichem Anstieg des Herzminutenvolumens (4,4 → 4,9 l/min)
- ▶ bei zunächst unveränderter Kontraktilität, die dann aber in der 5. Infusionsminute deutlich (−13%) abnahm und eine
- ▶ erhebliche Zunahme (+25%) des Koronardurchflusses mit entsprechender Senkung des koronarvaskulären Widerstandes.

Weiter konnte in dieser Studie bei durch Vorhofstimulation konstant gehaltener Frequenz eine erhebliche Verminderung der Lactatproduktion nachgewiesen werden. Diese neuere Studie bestätigte weitgehend die von *Côté*[46a] 1979 bei einem ähnlichen Patientenkollektiv ermittelten Werte.

Protektive Effekte beim akuten Herzinfarkt
Im Zusammenhang mit der Anwendung von Amiodaron im Rahmen der koronaren Herzkrankheit sind noch eine Reihe von Forschungsergebnissen bei experimentellem Infarkt von Bedeutung. Die Frage, ob die Vorbehandlung mit Amiodaron gegenüber Vergleichskollektiven einen Einfluß auf die Infarktgröße hat, ist umstritten. Sowohl die Untersuchungen von *Chew*[44] als auch die von *Lubbe*[115b] zeigten keine Verminderung der Infarktgröße nach Amiodaron-Vorbehandlung. Hingegen fand *DeBoer*[54] bei intravenöser Amiodaron-Anwendung unmittelbar im Anschluß an die Koronarligatur in einer kontrollierten Studie eine deutlich kleinere Infarktausdehnung als im Vergleichskollektiv, die als Folge des verminderten Sauerstoffbedarfs angesehen wird. Außerdem zeigten histomorphologische, histochemische und elektronenmikroskopische Untersuchungen[81] bei intravenöser Amiodaron-Anwendung im Anschluß an die Koronarligatur eine deutliche Verminderung infarktbedingter Veränderungen, und die Untersuchungen von *Lubbe*[115b] ergaben eine signifikante Verminderung der ischämiebedingten intrazellulären Anreicherung von zyklischem AMP, die als Ursache der antifibrillatorischen Wirkung (s. a. S. 6; Arrhythmiemodelle) angesehen wird.

Andere neuere Untersuchungen im Rahmen der Koronarangiographie zeigten, daß Amiodaron – so wie Verapamil – eine ausgeprägte spasmolytische Wirkung gegenüber Koronarspasmen hat (s. o.).

Therapeutische Breite

Die therapeutische Breite des Amiodaron ist wesentlich größer als die der anderen Antiarrhythmika. Die LD_{50} i.v. wird für Amiodaron mit 10mal größer, für die meisten anderen Antiarrhythmika, wie beispielsweise Chinidin und Disopyramid, dagegen mit 2,5mal größer als die therapeutische Dosis angegeben[157b, 110]. Die Letaldosis für den Menschen wird – aufgrund einer LD_{50} oral für die Ratte von mehr als 5 g/kg – auf 35 g, entsprechend 1750 Tabletten à 200 mg für einen 70 kg schweren Patienten geschätzt[178a].

Die LD_{50}-$Maus_{intraperitoneal}$ beträgt 150 mg/kg
LD_{50}-$Ratte_{i.v.}$ 135 mg/kg[107a].

Indikationen und Erfolgsaussichten

Übersicht

Amiodaron ist – wie aus der Tab. 3 zu ersehen – bei fast allen Formen tachykarder Rhythmusstörungen wirksam.
Dabei sind die Erfolgsquoten bei Dauertherapie im allgemeinen wesentlich höher als bei den anderen Antiarrhythmika. Das gilt ebenso für die Unterdrückung schwerwiegender Rhythmusstörungen als auch für die Beeinflussung von Extrasystolen, die mit Amiodaron fast völlig (Suppressionsraten über 90%) verschwinden, während die Suppressionsraten bei anderen Antiarrhythmika im allgemeinen wesentlich niedriger liegen.

Als **unbestrittene Indikation** für Amiodaron gelten eine Reihe von **gefährlichen Rhythmusstörungen,** insbesondere wenn sie sich gegenüber anderen Antiarrhythmika als **therapieresistent** erwiesen haben.
Die wichtigsten sind:

- ▶ **rezidivierende Salven und Kammertachykardien**
  besonders therapeutisch schlecht beeinflußbare bei
  - Überlebenden nach akutem extrahospitalem Herztod
  - koronarer Herzkrankheit mit Aneurysma
  - Myokardiopathie
  - Chagas-Myokarditis
- ▶ **Vorhoftachykardie, -flattern, -flimmern,** besonders
  - bei schwerer kardialer Vorschädigung im Rahmen der
  - koronaren Herzkrankheit mit Neigung zu rezidivierender
  - **Linksinsuffizienz**
- ▶ **Vorhofflimmern bei WPW-Syndrom**
  - mit hohen Kammerfrequenzen

Verschiedene therapeutisch schlecht beeinflußbare Rhythmusstörungen bei **Kindern** (s. a. S. 81)
wie

- ▶ Unaufhörliche supraventrikuläre Tachykardie
- ▶ His-Tachykardie
- ▶ katecholamininduzierte polymorphe Kammertachykardie
- ▶ eventuell: Rhythmusstörungen bei Romano-Ward-Syndrom

Tabelle 3

Wirkungsspektrum	
[1] **Sinus**	
[a] Sinus-Tachykardie	k. I.
[b] Sinusknoten-Reentry-Tachykardie	w. w.
[c] Bradykardie-Tachykardie-Syndrom	? (s. S. 23)
[d] Tachykardie-Bradykardie-Syndrom	•
[2] **Vorhof**	
[a] -extrasystolen	•
[b] -tachykardie	
1 ektopische (!)	•
2 – mit Block	k. I.
3 multiforme (= chaotische)	k. E., w. w.
4 Polymorphe atriale Tachykardie „Neugeborener“	•
5 Intraatriale-Reentry-Tachykardie	k. E.
[c] -flattern	•
[d] -flimmern	•
[e] Vagalinduzierte Vorhofrhythmusstörungen	•
[f] Katecholamininduzierte Vorhofrhythmusstörungen	•
[3] **AV-Region**	
[a] Rhythmusstörungen bei	
1 WPW-Syndrom	
CMT	•
Vorhofflimmern	•
2 LGL-Syndrom	
AV-Tachykardie	k. E.
Vorhofflimmern	k. E.
Kammertachykardie	k. E.
3 Mahaim-Sydrom	
Kammertachykardie	k. E.
[b] Circus-Movement-Tachykardie bei	
1 WPW-Syndrom (s.a.o.)	•
2 $WPW_{concealed}$	•
3 $LGL_{concealed}$	k. E.
[c] intranodale AV-Tachykardie	•
[d] Extrem seltene	
Ektope	
Akzelerierter Idiojunktional-Rhythmus	k. I.
(„Ektope junktionale“ oder) His-Tachykardie (!)*	•
Unaufhörliche supraventrikuläre Tachykardien*	
1 Ektope Vorhoftachykardie (s.a.o.)	•
2 (Chronisches Vorhofflattern und -flimmern)	•
3 („Ektope junktionale“ o.) His-Tachykardie (!)* (s.a.o.)	•
Reentry	
4 $CMT_{incess.}$	•
5 $INT_{incess.}$	•

Forts. Tabelle 3

[4] **Kammer**	
[a] -extrasystolen (einschließlich Lown-Klassen IV und V)	•
[b] -tachykardien	
uniforme	
1 Akute klassische Kammertachykardie (Akuttherapie)	? (s. S. 28)
2 Rezidivierende akute klassische Kammertachykardie	•
3 Chronische rezidivierende Kammertachykardie	•
4 Akzelerierter Idioventrikularrhythmus	k. I.
5 Sogenannte benigne Kammertachykardie	k. I.
multiforme	
6 Pleomorphe Kammertachykardie	•
7 Bidirektionale (= ,,Multidirektionale“) Kammertachyk.	•
8 Polymorphe Kammertachykardie	
9 Katecholamininduzierte polymorphe Kammertachykardie	•
10 Schraubentachykardie (torsade de pointes)	
11 Angeborenes langes QT-Syndrom	
extrem seltene	
12 Unaufhörliche Kammertachykardie	•
[c] Kammerflattern	• (s. S. 28)
[d] Kammerflimmern	• (s. S. 28)
DD Tachykardie mit breitem QRS-Komplex	
DD Kammertachykardie mit schmalem QRS-Komplex	

• wirksam
w. w. wahrscheinlich wirksam
k. I. keine Indikation
n. th. nicht therapiebedürftig
k. E. bisher keine speziellen Erfahrungen mitgeteilt
* häufig von schwerer Herzinsuffizienz begleitet
(!) therapeutisch schwer beeinflußbare Rhythmusstörung

Erfahrungen bei den einzelnen Rhythmusstörungen geordnet nach dem Ursprungsort

Sinusknoten

Bradykardie-Tachykardie-Syndrom

Daß jede medikamentöse Therapie beim Bradykardie-Tachykardie-Syndrom problematisch ist, weil alle bislang bekannten Medikamente, die die tachykarden Rhythmusstörungen unterdrücken, gleichzeitig die Sinusbradykardie fördern, wurde oben (s. S. ✳✳; Sick-Sinus-Syndrom) bereits erwähnt. Das gilt auch für Amiodaron, wobei nachgewiesen ist, daß es die Sinusknoten-Erholungszeit verlängert[143, 158] und – wenn auch anscheinend extrem selten (s. a. S. ✳✳; Erregungsbildung und -leitung) – zu Sinusbradykardie und *klinischen Erscheinungen* führen kann.

Dennoch wurde in einer Studie – mit allerdings nur 5 Patienten mit Bradykardie-Tachykardie-Syndrom, bei denen unabhängig von der Tachykardie auch Phasen mit Bradykardien zwischen 30 und 40/min vorhanden waren[27b] – gezeigt, daß es bei fast allen Patienten neben einer Unterdrückung der tachykarden Phasen auch zu einer Reduktion der bradykarden Phasen kam, wobei darauf hingewiesen wird, daß die gelegentlich fortbestehenden Sinusbradykardien ohne klinische Erscheinungen toleriert wurden, während vorher – vorwiegend unter den tachykarden Phasen – klinische Erscheinungen, die in Synkopen und Schwindel bestanden hatten, beobachtet worden waren. Bei den meisten Patienten waren vorher Behandlungsversuche mit anderen Antiarrhythmika vorausgegangen, die wegen Verstärkung der Bradykardieneigung abgesetzt werden mußten. Die Autoren diskutieren, ob eine bessere Durchblutung in der Sinusknotenarterie für den Rückgang der klinischen Erscheinungen verantwortlich zu machen sei.

Zusammenfassend reichen die Erfahrungen bei dieser Indikation bisher nicht aus, um das Bradykardie-Tachykardie-Syndrom als Indikation für Amiodaron zu empfehlen, es sei denn, der Behandlungsversuch würde unter Intensivbedingungen bei liegendem Elektrodenkatheter durchgeführt.

Tachykardie-Bradykardie-Syndrom

Bei dieser Form des Sinusknotensyndroms, bei der bradykarde Phasen nur kurzzeitig in der Posttachykardiephase auftreten, kann anscheinend mit Amiodaron – und wahrscheinlich auch verschiedenen anderen Antiarrhythmika – eine effektive Behandlung ohne gleichzeitige Schrittmacherversorgung durchgeführt werden.

Vorhof

Vorhofextrasystolen

Auf die klinische Bedeutung, Therapiebedürftigkeit und therapeutische Beeinflußbarkeit von supraventrikulären Extrasystolen durch andere Antiarrhythmika wurde auf S. ✳✳ eingegangen.

Bei behandlungsbedürftigen, anderweitig **therapieresistenten** Vorhofextrasystolen wurde Amiodaron mit Erfolg eingesetzt[47].

Es wird angenommen, daß die Unterdrückung von Vorhofextrasystolen *einer* der Haupteffekte des Amiodaron in bezug auf die Prophylaxe anderer supraventrikulärer Rhythmusstörungen, wie Vorhofflimmern, -flattern – auch im Rahmen des WPW-Syndroms –, und der Reentry-Tachykardien in der AV-Region ist.

Vorhoftachykardie, -flattern, -flimmern

In bezug auf die Wirkung von Amiodaron bei diesen Störungen ist – neben der Unterdrückung der auslösenden Extrasystolen – die Verzögerung der AV-Überleitung, die bei allen Patienten zu einer Senkung der Kammerfrequenz führt, und eine allmähliche Verlangsamung der Vorhoffrequenz und Verbreiterung der P-Wellen (s. Abb. 5), die dem Übergang im Sinusrhythmus vorausgeht, nachgewiesen. Paradoxe Anstiege der Kammerfrequenz bei Verlangsamung der Vorhoffrequenz, die von den meisten anderen Antiarrhythmika her geläufig sind (s. a. S. ✳✳), scheinen nicht vorzukommen.
Daß bei Patienten mit Vorhoftachykardie, -flattern, -flimmern verschiedene elektrophysiologische Muster zugrunde liegen, wurde oben bereits erläutert, ebenso, daß Amiodaron bei einer Reihe von **therapieresistenten** Patienten mit dieser Rhythmusstörung noch zu Erfolgen führt. Möglicherweise sind es gerade die Patienten mit kurzer Refraktärzeit *und* intraatrialen Erregungsausbreitungsstörungen, die auf andere Antiarrhythmika, die die Erregungsausbreitung hier weiter verzögern, nicht ansprechen, die durch die Amiodaron-Behandlung besser zu beeinflussen sind.
Während die Bedeutung von Amiodaron für die Dauerbehandlung von Vorhofrhythmusstörungen klar umrissen ist, ist sie in bezug auf die Akutbehandlung noch nicht voll zu übersehen.

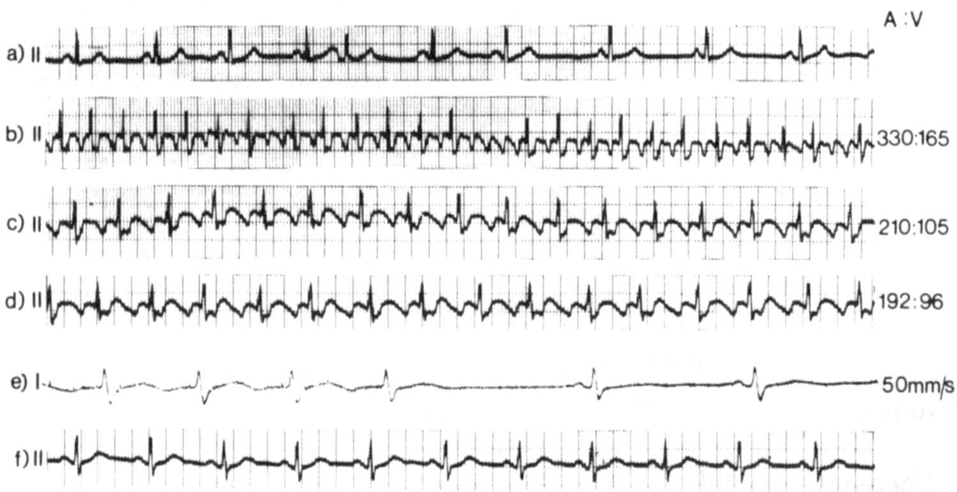

Abb. 5 Wirkung von Amiodaron auf die Vorhof- und Kammerfrequenz bei Vorhofflattern. Beachte die allmähliche Frequenzabnahme und Verbreiterung der P-Wellen und die zunehmende Verlangsamung der Kammerfrequenz (aus [160c]).

a) Sinusrhythmus
b) Vorhofflattern
c) Nach 2 Wochen oraler Amiodaronbehandlung
d) Nach 4 Wochen oraler Amiodaronbehandlung
e) Beendigung der Arrhythmie mittels schneller Vorhofstimulation
f) Anhaltender Sinusrhythmus nach 3 Wochen unter Amiodaronbehandlung

Dauerbehandlung

Daß sich mit den konventionellen Antiarrhythmika nicht bei allen Patienten mit rezidivierenden Vorhofrhythmusstörungen Anfallsfreiheit erreichen läßt, wurde oben bereits erwähnt, ebenso, daß die Chancen einer medikamentösen Konversion bei bereits chronischem Vorhofflimmern relativ gering sind.

Insofern interessieren die Ergebnisse mehrerer klinischer Studien mit großen Patientenkollektiven mit anderweitig therapieresistenten Vorhofrhythmusstörungen[58, 79, 146, 157b, 163], die zeigen, daß mit Amiodaron auch hier in einem hohen Prozentsatz der Fälle (70–80%) Anfallsfreiheit und bei den meisten anderen Patienten eine deutliche Besserung (Verminderung der Anfallshäufigkeit und der Kammerfrequenz im Anfall) erzielt werden kann. Hinzu kommt, daß der Sinusrhythmus bei einem höheren Anteil der Patienten über längere Zeit erhalten bleibt (Rezidivrate nach 1 Jahr 18%[58]. Außerdem ist nachgewiesen, daß es mit Amiodaron auch bei Patienten mit chronischem Vorhofflimmern noch bei mehr als der Hälfte dieser Patienten gelingt, den Sinusrhythmus wiederherzustellen[58].

Ferner zeigt die klinische Erfahrung bei einer Reihe von Patienten mit **schwerer koronarer Herzkrankheit** meist mit Aneurysma, bei denen es trotz Behandlung mit Digitalisglykosiden, Nitroderivaten und konventionellen Antiarrhythmika immer wieder zu tachykarden Rhythmusstörungen, Angina pectoris mit Zeichen der Koronarinsuffizienz im EKG und rezidivierender Linksinsuffizienz kam, daß es häufig unter der schließlich als Ultima ratio eingesetzten Amiodaron-Behandlung nicht nur zur Unterdrückung der Rhythmusstörung, sondern zu einer überraschenden Stabilisierung der gesamten kardialen Situation kam.

Akutbehandlung

Ergänzend zu den älteren französischen Studien [z. B. 12a+b] wurde kürzlich über Erfahrungen mit der Amiodaron-Behandlung bei 26 **Intensivpatienten mit Vorhofflimmern**[61] und bei 3 Patienten mit **Vorhofflimmern bei frischem Infarkt**[17] berichtet. Neben einer regelmäßigen Verlangsamung der Kammerfrequenz wurde bei 80% der Patienten im Laufe von 48 Stunden (durchschnittlich nach 3 Stunden) der Übergang zum Sinusrhythmus festgestellt[61]. Außerdem konnte bei Patienten, bei denen vorher im Anschluß an die Kardioversion kurzfristig erneute Rezidive auftraten, der Sinusrhythmus stabilisiert werden[17]. Dabei kamen Initialdosen von 3–7,5 mg/kg KG in 5–30 Minuten[61] bzw. 300–350 mg in 10 Minuten[17] und Dauerinfusionsdosen von 10–15 mg/kg KG in 24 Stunden[61] zur Anwendung. Auf die Vorteile der Kurzinfusion und die Gefahren der Bolusinjektion wurde an derer Stelle (s. S. 39, 74; Therapie) hingewiesen.

Somit stellt die Amiodaron-Infusion in diesen Fällen eine Alternative zu der sonst bei dieser Indikation – nach Digitalisierung – üblichen Verapamil (Isoptin®)-Infusion dar. Die für derartige Notfälle klinisch außerordentlich wichtige Frage, welche der beiden Substanzen unter diesen Umständen bei gleicher Effektivität weniger hämodynamische Nebenwirkungen aufweisen, ist bislang nicht geklärt.

„Polymorphe Vorhoftachykardie Neugeborener“

Auch bei dieser seltenen Rhythmusstörung hat sich Amiodaron als wirksam erwiesen[64b].

Vagal induzierte und Katecholamin-induzierte Vorhofrhythmusstörungen

Bei diesen Sonderformen von Vorhofrhythmusstörungen erweist sich Amiodaron bei den vagal induzierten in etwa der Hälfte der Fälle, bei den Katecholamin-induzierten fast immer als wirksam[47b].

AV-Region

Rhythmusstörungen bei WPW-Syndrom

Ebenso wie bei den anderen Indikationen wurden bei Rhythmusstörungen bei WPW-Syndrom bei konstanter und einheitlicher Wirkung im Rahmen der Dauertherapie in bezug auf die Akutbehandlung zur Anfallsunterbrechung wechselnde Erfahrungen mitgeteilt.

Dauerbehandlung

Amiodaron bewirkt bei oraler Dauerbehandlung bei etwa 2/3 der Patienten mit WPW-Syndrom eine Normalisierung des EKG's, d. h. eine Unterdrückung der Delta-Welle bzw. der Erregungsleitung in der akzessorischen Bahn[157b].
Daraus ergibt sich bereits seine Hauptwirkung beim WPW-Syndrom:
Es verzögert die Erregungsleitung und verlängert die effektive Refraktärzeit der akzessorischen Bahn, und zwar vorwiegend in antegrader Richtung. Der gleiche Effekt in retrograder Richtung ist bei etwa der Hälfte der Patienten nachweisbar[202a]. Nach den Untersuchungen von *Rosenbaum*[157a+b] bei – zunächst 11, später 27 – Patienten mit verschiedenen Rhythmusstörungen bei WPW-Syndrom mit gehäuften und größtenteils gegenüber anderen Antiarrhythmika therapieresistenten Rhythmusstörungen gelang es unter Amiodaron-Dauertherapie, bei ausnahmslos allen Patienten Anfallsfreiheit zu erreichen.
Eine Reihe weiterer Studien zeigte, bei ebenfalls teilweise therapieresistenten Patienten, zwar keine 100%ige Wirksamkeit, aber doch recht eindrucksvolle Ergebnisse. Mindestens läßt sich bei praktisch allen Patienten sowohl mit Vorhofflimmern als auch mit ,,Circus-movement"-Tachykardie eine erhebliche Senkung der Kammerfrequenz erzielen, darüber hinaus wurde bei der Mehrzahl der Patienten Anfallsfreiheit erlangt, auch wenn sowohl das Vorhofflimmern als auch die ,,Circus-movement"-Tachykardie weiterhin auslösbar blieben.

Vorhof-Tachykardie, -Flattern, -Flimmern bei WPW-Syndrom (s. a. S. ✳✳)

Vorhofflimmern kommt bei WPW-Syndrom relativ häufig vor und ist besonders gefährlich, weil die hohe Vorhoffrequenz über die akzessorische Bahn praktisch ,,ungebremst" auf die Kammer übergeleitet wird und so zu Kammerflimmern führen kann.
Besonders gefährdet sind die Patienten, die eine kurze effektive Refraktärzeit (unter 270 msec) der akzessorischen Bahn haben, weil sie im Anfall Kammerfrequenzen zwischen 200 und 300 aufweisen können. Es ist bekannt, daß die konventionellen Antiarrhythmika gerade bei diesen Patienten mit der kürzesten Refraktärzeit – und damit dem höchsten Risiko – wenig wirksam sind. Aus diesem Grund sind die klinischen Erfahrungen bei einem Patientenkollektiv mit Vorhofflimmern mit derartig hohen Frequenzen (mittleres RR-Intervall von 210–250 msec entsprechend einer Frequenz von 240–285; kürzestes RR-Intervall 160–250 msec) von besonderem Interesse. Sie zeigen, daß es mit der Amiodaron-Dauerbehandlung gelingt, die effektive Refraktärzeit der akzessorischen Bahn so weit zu verlängern, daß die Kammerfrequenz bei erneutem Vorhofflimmern nicht mehr in bedrohliche Bereiche steigen kann (mittleres RR-Intervall 370–460 msec entsprechend einer Frequenz von 142–173; kürzestes RR-Intervall 250–500 msec)[160c]. Ähnliche Ergebnisse wurden von anderen Autoren[202q] mitgeteilt. Darüber hinaus führt die Amiodaron-Behandlung durch eine fast

vollständige Suppression der auslösenden Extrasystolen dazu, daß selten Rezidive von Vorhofflimmern auftreten[160b]. Hingegen läßt sich das Vorhofflimmern durch programmierte Stimulation gewöhnlich weiterhin auslösen[82a], zeigt aber eine große Tendenz zur Selbstterminierung[160b].
Damit erweist sich Amiodaron als hochwirksames Antiarrhythmikum, besonders für Patienten mit WPW-Syndrom mit sehr hoher Kammerfrequenz bei Vorhofflimmern[202b u. d].

„Circus-movement"-Tachykardie bei WPW-Syndrom

Auch bei dieser Rhythmusstörung bei WPW-Syndrom gelingt es unter Amiodaron-Dauertherapie, eine deutliche Senkung der Frequenz im Anfall (∅ 138–210 → 107–164) zu erreichen[160b u. 202a], für die hauptsächlich eine Verlangsamung der Erregungsleitung im AV-Knoten verantwortlich gemacht wird. Die effektive Refraktärzeit der akzessorischen Bahn in retrograder Richtung wird nur bei etwa der Hälfte der Patienten verlängert[202a]. Auch die „Circus-movement"-Tachykardie bleibt bei einem Teil der Patienten weiterhin auslösbar[134 u. 201a]. Die Erfolgsquoten in bezug auf die Rezidivprophylaxe bei therapieresistenten Fällen werden unterschiedlich mit 50–100% angegeben[157a+b, 160a, 200b].

Akutbehandlung
In bezug auf die Akutbehandlung zur Anfallsunterbrechung bei Rhythmusstörung bei WPW-Syndrom liegen bisher nur relativ wenig Erfahrungen mit recht unterschiedlichen Ergebnissen vor.

Bei **Vorhofflimmern** fand
- *Neuss*[134] nach 2 mg/kg in 2 Min. u. 5 mg/kg in 30 Min. nur eine geringfügige Frequenzsenkung (164 → 155)
- *Waleffe*[198a] nach 300 mg in 3 Min. i.v. bei 2/3 der Pat. Übergang in Sinusrhythmus
- *Rasmussen*[151] bei allen 6 untersuchten Patienten eine nicht mehr auslösbare Tachykardie.

Bei **„Circus-movement"-Tachykardie** fand
- *Neuss*[134] (Dosierung s. o.) ebenfalls außer einer geringen Frequenzverlangsamung durch Verlängerung der HA-Zeit keine wesentlichen Effekte
- andere Autoren (*Waleffe*[198a] u. *Holt*[89c]) beobachteten bei relativ kleinen Fallzahlen eine Unterbrechung der Tachykardie
- *Wellens*[202a] ermittelte bei einigen Patienten unterschiedliche elektrophysiologische Parameter nach akuter intravenöser Anwendung im Vergleich zur oralen Dauerbehandlung insofern, als nach der akuten Anwendung nur die Parameter des AV-Knotens verändert waren, während die Verlängerung der effektiven Refraktärzeit von Vorhof, Kammer und akzessorischer Bahn erst unter Dauerbehandlung nachweisbar wurde.

Für die
„Circus-movement"-Tachykardie bei verborgenem WPW-Syndrom
gelten die gleichen Gesichtspunkte wie für die bei WPW-Syndrom, s. o.

Intranodale AV-Tachykardie

Über diese Form der AV-Tachykardie liegen bisher keine größeren Studien vor, wahrscheinlich deshalb, weil sie im allgemeinen gut auf Verapamil anspricht. Untersuchungen von *Gome*[76] mit der intravenösen Anwendungsform (5 mg/kg KG als Bolus) zeigten bei allen Patienten (9/9) eine Unterbrechung der Tachykardie bzw. eine Verhinderung der Auslösbarkeit durch Blockierung der Erregungsleitung in antegrader, retrograder oder ante- und retrograder Richtung.

Unaufhörliche Knotentachykardie

Auch bei dieser, meist bei Kindern (s. S. 81) auftretenden Sonderform der intranodalen Tachykardie mit schlechter Prognose wurden günstige Erfahrungen mit Amiodaron gemacht.

Kammer

Die klinisch wichtigsten malignen ventrikulären Rhythmusstörungen

Dauerbehandlung
Die Behandlung anderweitig **therapieresistenter maligner Rhythmusstörungen,** also **ventrikulärer Salven** und rezidivierender **Kammertachykardien, -flattern** und **-flimmern,** ist die eigentliche Domäne für die Amiodaron-Behandlung.
Die Bedeutung derartiger Rhythmusstörungen ergibt sich schon aus den großen Fallzahlen, mit denen die Amiodaron-Studien in den verschiedenen kardiologischen Zentren durchgeführt wurden. Diese umfangreichen Untersuchungen[80, 87a+b, 97d, 110, 128, 130a, 146, 150a, 164, 168, 181, 200b, 204a] zeigen, daß es mit Amiodaron auch bei Patienten mit malignen ventrikulären Rhythmusstörungen, die sich gegenüber konventionellen Antiarrhythmika als refraktär erwiesen haben, in 80–90% der Fälle gelingt, die repetitiven Formen vollständig zu eliminieren und auch die Gesamtzahl der Extrasystolen hochgradig zu reduzieren oder ganz zu unterdrücken. Das gilt auch und besonders für solche **Rhythmusstörungen bei Patienten mit Herzwandaneurysma** und/oder sehr **schlechter Ventrikelfunktion** oder **Chagas-Myokarditis**[157b], die bekanntermaßen zu den therapeutisch am schlechtesten zu beeinflussenden und prognostisch ungünstigsten Rhythmusstörungen überhaupt gehören, aber auch für solche bei **hypertropher Kardiomyopathie**, auf die unten (s. S. 35) noch eingegangen wird, und teilweise auch für Rhythmusstörungen bei **langem QT-Syndrom** (s. S. 34) und die **polymorphe Kammertachykardie** (s. S. 29; Kinder).

Als härtester Parameter für die antiarrhythmische Potenz einer Substanz gilt heute der Nachweis, daß die Überlebensraten bei **Überlebenden mit Zustand nach extrahospitalem plötzlichem Herz-Kreislauf-Stillstand** verbessert werden.
Amiodaron ist das einzige Antiarrhythmikum, für das bisher in mehreren Studien mit großen Fallzahlen[85c, 130a+b, 140, 174c] eine erhebliche Senkung der Letalität bei derartigen Patienten nachgewiesen werden konnte, wobei es sich vielfach auch um solche mit sehr schlechter Funktion des linken Ventrikels handelte, für die vielfach angenommen wurde, daß sich die Prognose durch Antiarrhythmika nicht beeinflussen ließe.

Akutbehandlung

Klassische Kammertachykardie
Zur Anfallsunterbrechung bei akuter anhaltender Kammertachykardie wurde Amiodaron bisher nur in Einzelfällen mit unterschiedlichem Erfolg eingesetzt[62a, 122, 125].

Therapieresistentes Kammerflimmern im Rahmen der Reanimation
Über zwei derartige Fälle berichtete kürzlich *Chapman*[40]. Das eine Mal handelte es sich um einen Patienten, der im Rahmen eines Herzinfarkts Kammerflimmern entwickelte; nachdem Lidocain, Bretylium, Procainamid und Mexiletin zwischen zahlreichen Defibrillationen ineffektiv blieben, wurden

nach der 41. Defibrillation 200 mg Amiodaron i.v. injiziert. Daraufhin kam es – nach einem kurzen Blutdruckabfall auf 50 mm Hg systolisch, der im Laufe von 10 Minuten wieder auf 90 mm Hg anstieg – zu anhaltend stabilem Sinusrhythmus.
Beim zweiten Patienten trat im Anschluß an eine Herzoperation rezidivierendes Kammerflimmern auf, das trotz Lidocain und Disopyramid und zahlreichen Defibrillationen nicht zu beseitigen war, während es nach 200 mg Amiodaron nicht mehr auftrat.

Seltene ventrikuläre Rhythmusstörungen

Nur begrenzte therapeutische Erfahrungen liegen bisher mit einigen seltenen Sonderformen der Kammertachykardie vor. Dazu gehören:

Pleomorphe Kammertachykardie (s. a. S. **)
Bei dieser seltenen, besonders bei Herzwandaneurysmen vorkommenden Kammertachykardie dürfte Amiodaron aufgrund der bekannten Daten über den Entstehungsmechanismus wirksam sein.

Bidirektionale Kammertachykardie (s. a. S. **)
Syn.: Multidirektionale Kammertachykardie
Nach den Erfahrungen von *Ward*[200a] bei einem Patienten mit der sehr seltenen bidirektionalen Tachykardie, die im geschilderten Fall ventrikulären Ursprungs war und in der **unaufhörlichen Variante** (s. u.) auftrat, mit schwerer Herzinsuffizienz einherging und sich gegenüber anderen Antiarrhythmika therapieresistent verhielt, ist Amiodaron hier effektiv.

Polymorphe Kammertachykardie (s. a. S. **)
Auf die besondere Problematik dieser Rhythmusstörung und die bei den einzelnen Unterformen recht divergierenden therapeutischen Maßnahmen wird an anderer Stelle (s. S. **) ausführlich eingegangen.
Günstige Erfahrungen mit Amiodaron wurden für die **Katecholamin-induzierte Form** ohne QT-Verlängerung und bei solchen mit fehlender QT-Adaptation sowohl bei **Kindern** als auch bei **Erwachsenen** mitgeteilt[47f]. Auf die Erfahrungen beim angeborenen Langen QT-Syndrom wird auf S. 34 eingegangen.

Unaufhörliche Kammertachykardie (s. a. S. **)
Detailliertere Erfahrungen bei dieser seltenen Tachykardie wurden bisher nur bei einem Fall der Unaufhörlichen bidirektionalen Kammertachykardie mitgeteilt (s. o.).
Ein weiteres Beispiel findet sich in unseren Kasuistiken auf S. 31.

Kasuistiken

Auf den folgenden Seiten finden sich einige Kasuistiken unserer Klinik von Patienten mit sogenannten „therapieresistenten" **malignen ventrikulären Rhythmusstörungen**. Alle Patienten blieben rezidivfrei.

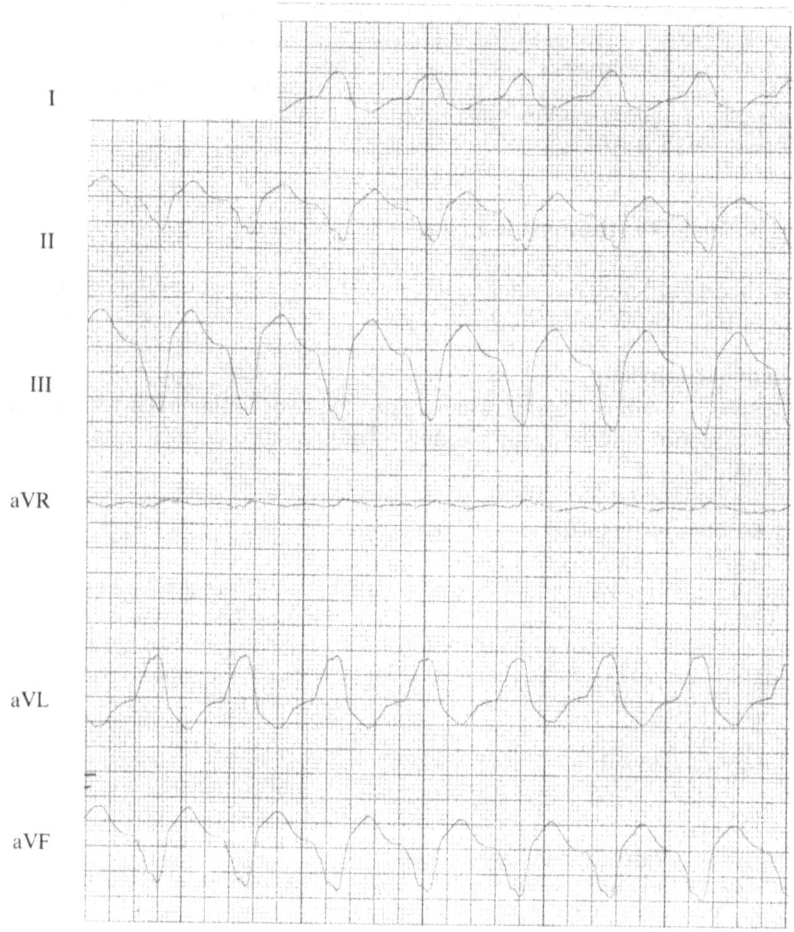

Abb. 6a und b (gegenüberliegende Seite)
Patient H. P., geb. 10. 12. 1900
Koronare Herzkrankheit, Sinusknotensyndrom, Schrittmacherträger, **rezidivierende Kammertachykardie** vom linksschenkelblockartigen Typ, bei Aufnahme jeweils begleitet von Hypotonie und unterschiedlich stark ausgeprägter kardialer Dekompensation.

EKG bei der ersten Aufnahme in unserer Klinik am 23. 8. 1980: Kammertachykardie vom linksschenkelblockartigen Typ, Frequenz 155/min, in der Folgezeit unzählige Rezidive des selben Tachykardietyps mit – unter verschiedenen Antiarrhythmika – leicht schwankender Frequenz. Dokumentierte Rezidive der Kammertachykardie in unserer Klinik am

12. 12. 1980
28. 1. 1981
29. 1. 1981 (8.00 und 17.00 Uhr)
30. 1. 1981
18. 2. 1981
19. 2. 1981
20. 2. 1981 (8.00 bis 20.50 Uhr)
23. 2. 1981
11. 4. 1981
16. 10. 1981
24. 1. 1982
31. 1. 1982.

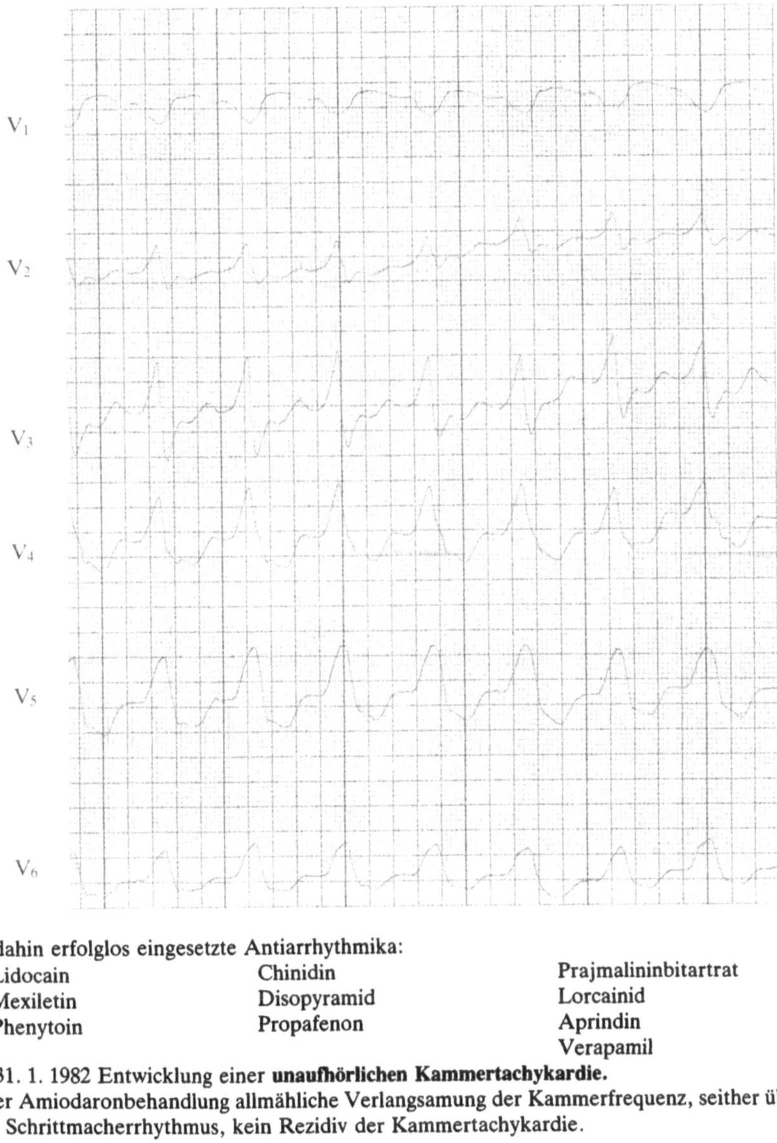

Bis dahin erfolglos eingesetzte Antiarrhythmika:

Lidocain	Chinidin	Prajmalininbitartrat
Mexiletin	Disopyramid	Lorcainid
Phenytoin	Propafenon	Aprindin
		Verapamil

Ab 31. 1. 1982 Entwicklung einer **unaufhörlichen Kammertachykardie.**
Unter Amiodaronbehandlung allmähliche Verlangsamung der Kammerfrequenz, seither über Jahre anhaltend Schrittmacherrhythmus, kein Rezidiv der Kammertachykardie.

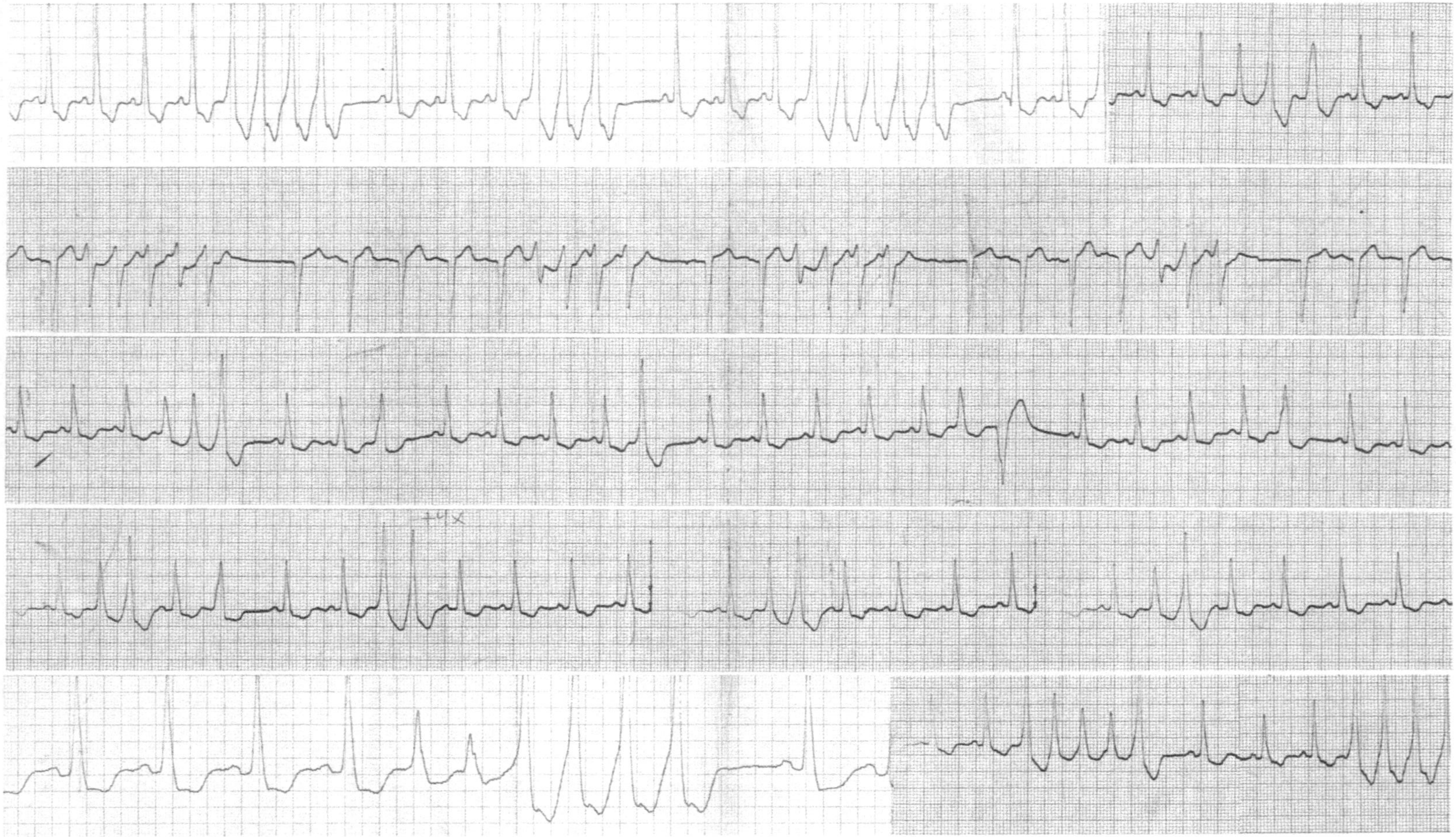

Abb. 6c Patient S. M., geb. 11. 3. 1983

Koronare Herzkrankheit, vorzeitige generalisierte Gefäßsklerose

Aufnahme nach mehreren unklaren **Synkopen**, salvenartige ventrikuläre Extrasystolen und **Kammertachykardien.**

Nach ineffektiver Behandlung mit Mexiletin und Prajmalininbitartrat Einstellung auf Amiodaron. Darunter keine Rhythmusstörungen mehr, auch nicht bei einem späteren Aufenthalt unter erheblicher kardialer Belastung durch eine hypertensive Krise.

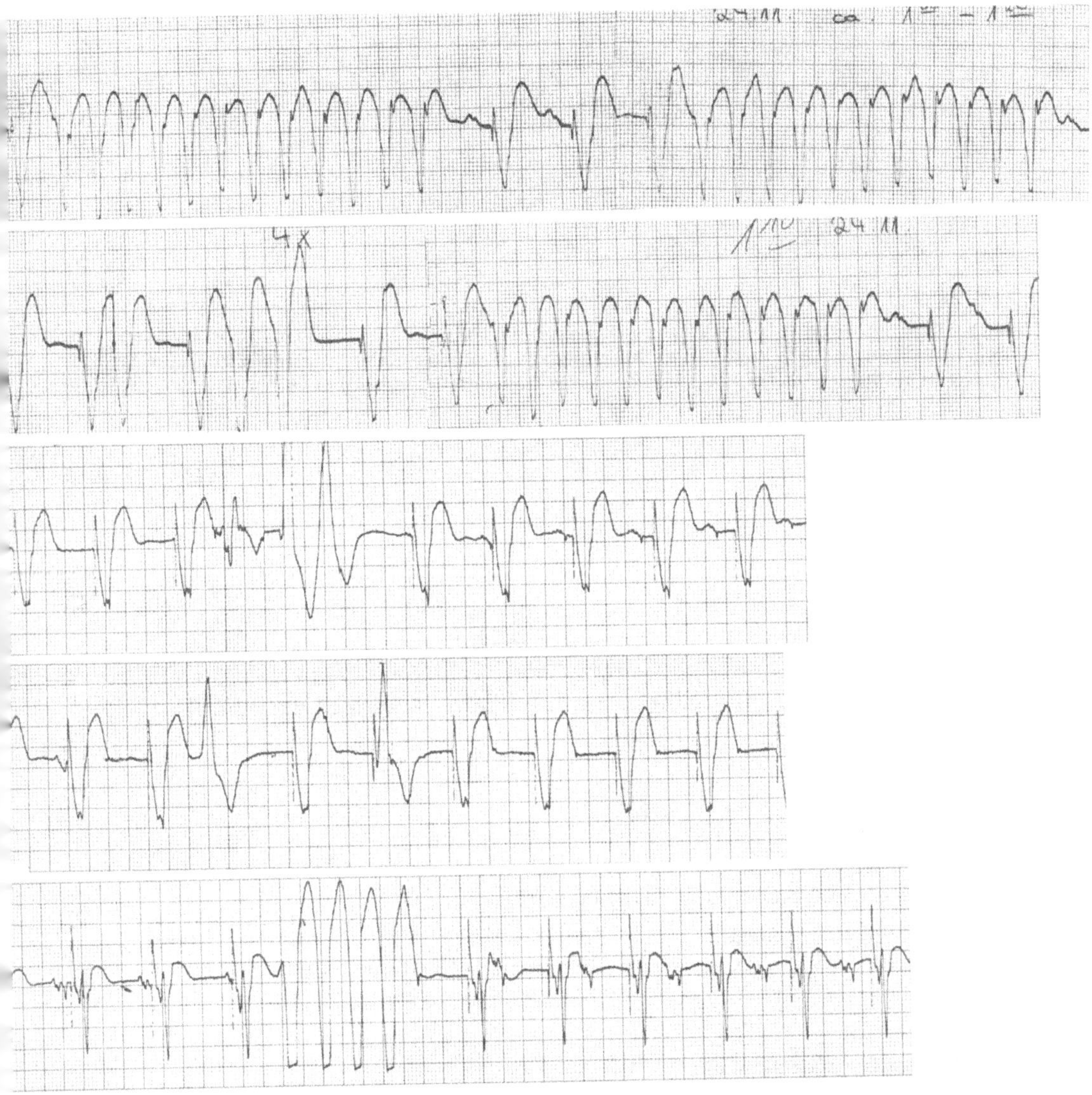

Abb. 6d und e (nächste Seite)
Patient Sch. K., geb. 16. 2. 1914

Kardiomyopathie unklarer Ätiologie, Schrittmacherträger, Aufnahme wegen **Synkope**; unter Monitorüberwachung zahlreiche Salven und **Kammertachykardien** (Abb. 6d).

Erfolglose Behandlung mit

Mexiletin	Prajmalininbitartrat
Tocainid	Flecainid.

Amiodaron ab 6. 12. 1982: 12.00 Uhr (200 mg); 14.00 Uhr (200 mg); 18.00 Uhr (400 mg); 4.00 Uhr, 12.00 Uhr, 16.00 Uhr, 20.00 Uhr (je 200 mg); erhebliche Besserung ab 16.00 Uhr, am folgenden Tag weitgehende Beseitigung der Störungen.

Wirksame Unterdrückung der Extrasystolen und Salven mit Amiodaron, vor Entlassung am 17. 12. 1982 von 600 mg auf 200 mg reduziert.

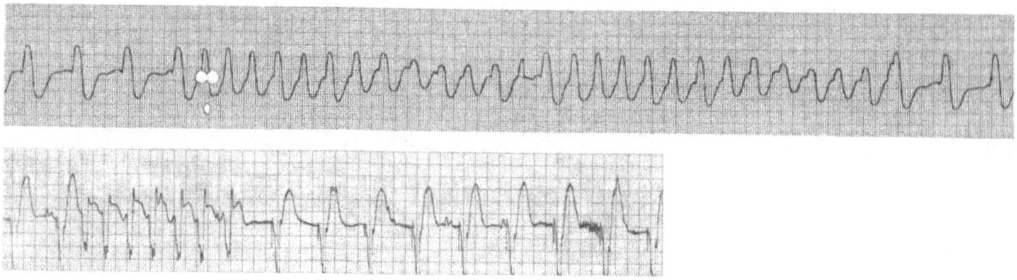

Abb. 6e
Patient Sch. K., geb. 16. 2. 1914 (vgl. a. Abb. 6d)
Wiederaufnahme am 13. 1. 1983, da im Band vom 12. 1. **erneute Kammertachykardie.** Unter erneuter „Testinfusion" Beseitigung der Rhythmusstörungen. Seither unter höherer Dosierung (1 bzw. 2 Tabl. im täglichen Wechsel) beseitigt.

Details zur Wirksamkeit bei verschiedenen Grundkrankheiten

Akuter Herzinfarkt
Hierzu liegen bisher nur vereinzelte Erfahrungen bei Vorhofflimmern (s. S. 85) und rezidivierendem Kammerflimmern (s. S. 28) vor.

Zustand nach Herzinfarkt
Systematische Untersuchungen bei Patienten mit erst kurz zurückliegendem Infarkt fehlen bislang. Aus den auf S. 43 genannten Gründen ist vorerst Vorsicht am Platze.

Rhythmusstörungen bei langem QT-Syndrom
Da Amiodaron die QT-Zeit verlängert und in diesem Rahmen auch zu paradoxen polymorphen Kammertachykardien (s. a. S. 43; paradoxe Rhythmusstörungen Amiodaron) führen kann, wird eine Verlängerung der QT-Zeit von vielen Autoren als Kontraindikation gegen dessen Anwendung angegeben.
Dessenungeachtet gibt es einige Hinweise darauf, daß Amiodaron beim angeborenen langen QT-Syndrom sehr effektiv sein kann.

- *Bashour*[10] berichtete über einen Jungen mit angeborenem familiären QT-Syndrom mit einer sehr hohen Anfallsfrequenz, der bereits drei Geschwister durch akuten Herztod verloren hatte und dessen Anfälle und Extrasystolen durch Propanolol, Phenhydan und Chinidin unbeeinflußt blieben, der schließlich unter Amiodaron anfallsfrei blieb. Die QT-Zeit war unterschiedlich, zeitweise verlängert, aber er hatte keine Extrasystolen mehr. Ebenso blieb seine Schwester unter Amiodaron anfallsfrei.

- *Jost*[98] berichtete ebenfalls kürzlich im Rahmen einer Studie über Patienten mit verschiedenen Rhythmusstörungen über günstige Erfahrungen, bei einem Patienten mit Romano-Ward-Syndrom über einen Behandlungserfolg, teilte jedoch keine weiteren Details mit.

Sonstiges

Rhythmusstörungen bei Kindern

s. S. 81

Mitralklappenprolaps-Syndrom

Auch bei malignen ventrikulären Rhythmusstörungen im Rahmen dieses Syndroms hat sich Amiodaron als effektiv erwiesen.

Digitalisbedingte Rhythmusstörungen

sind *keine* Indikationen für Amiodaron.

Kardiomyopathien

Hypertrophe Kardiomyopathie

Daß bei allen Patienten mit hypertropher Kardiomyopathie wegen der außerordentlich hohen Inzidenz von Rhythmusstörungen und akuten Herztodesfällen neben dem Belastungs-EKG eine mindestens 48stündige Bandspeicher-Kontrolle zum Ausschluß gravierender Rhythmusstörungen erforderlich ist, wurde oben (S. ✳✳; hypertrophe Kardiomyopathie, allgemeiner Teil) bereits erwähnt; ebenso daß Amiodaron nach den bisher vorliegenden Untersuchungen das effektivste Antiarrhythmikum bei diesen bekanntermaßen therapeutisch schwer beeinflußbaren Rhythmusstörungen ist. Die Frage nach den hämodynamischen Effekten mit Amiodaron speziell bei Kardiomyopathie ist noch ungeklärt. Bei einer eventuellen Kombination mit Verapamil (s. a. S. ✳✳; Therapie hypertrophe Kardiomyopathie), das heute üblicherweise als Basisbehandlung bei Kardiomyopathie eingesetzt wird, ist auf die Wirkungsverstärkung (s. a. S. 76 ff; Amiodaron-Therapie) zu achten.

Kardiomyopathie bei Chagas-Myokarditis

s. S. 28

Postoperative Rhythmusstörungen im Rahmen der Herzchirurgie

Wegen der relativ großen Häufigkeit von Rhythmusstörungen nach Herzoperationen wurde Amiodaron bei solchen Patienten in verschiedenen Studien[93, 125] teils präoperativ, teils postoperativ intravenös mit relativ gutem Erfolg eingesetzt. Weitere Nachkontrollen und insbesondere ein Vergleich in bezug auf die Effektivität gegenüber konventionellen Antiarrhythmika stehen jedoch aus.

Koronare Herzkrankheit

Auf die Bedeutung von Amiodaron zur Behandlung **maligner ventrikulärer Rhythmusstörungen,** die im Rahmen der koronaren Herzkrankheit eine große Rolle spielen, wurde oben bereits eingegangen.

Darüber hinaus hat Amiodaron, das ähnlich wie Verapamil ursprünglich zur Behandlung der Angina pectoris in die Klinik eingeführt wurde, auch andere **Wirkungen auf die verschiedenen Folgen der koronaren Herzkrankheit,** die – neben einer Verbesserung der Koronardurchblutung und einer Aufhebung von Koronarspasmen – im wesentlichen auf einer Senkung der Nachlast und der Herzarbeit (s. a. S. 17 ff.) – teilweise bedingt durch Abschwächung sympathikotoner Effekte – beruhen.

Über die Wirksamkeit von Amiodaron bei **stabiler Angina pectoris** wurde schon Ende der 60er Jahre erstmalig berichtet. Bei der unkomplizierten Form ist der Einsatz von Amiodaron *nicht* mehr gerechtfertigt.

Größeres klinisches Interesse erweckten allerdings einige französische Mitteilungen, in denen angegeben wird, daß es auch bei den **Problemformen der Angina pectoris** wirksam sei. Da jede größere Klinik mit einzelnen Patienten belastet ist, die – bei inoperabler koronarer Herzkrankheit – mit allen zur Verfügung stehenden Mitteln nicht beschwerdefrei werden, und da sich bei einem Teil der Patienten, die mit instabiler Angina pectoris zur Aufnahme kommen, trotz intensiver Behandlung ein Infarkt entwickelt, interessiert die Frage, ob es mit Amiodaron wirklich gelingt, bei den Patienten mit therapieresistenter Angina pectoris Symptomfreiheit zu erzielen, und ob die intravenöse Amiodaron-Anwendung bei instabiler Angina pectoris, insbesondere der Untergruppe vom Varianttyp, die Prognose verbessern kann. Diese Fragen sind nach den französischen Untersuchungen bislang nicht zu beantworten, da hier Patienten, die auf β-Rezeptorenblocker und Kalziumantagonisten nicht ansprachen, als ,,therapieresistent" eingestuft wurden, ohne daß Nitroderivate zum Einsatz gekommen wären.

Bis weitere Studien zur Frage der Wirksamkeit von Amiodaron bei anderweitig therapieresistenter Angina pectoris im oben genannten Sinne vorliegen, sind die vorhandenen französischen Studien von gewissem Interesse, deren Ergebnisse seien im folgenden daher kurz angeführt:

Stabile Angina pectoris[62c, 194]

Hier wurden in einer Reihe von Studien[62c, 194] recht günstige Ergebnisse gesehen, so daß die Anwendung für anderweitig therapieresistente Fälle (s. o.) zur Diskussion steht.

Instabile Angina pectoris[39, 52b, 62c]

Auch bei diesem Formenkreis (s. a. S. ✳✳; instabile Angina pectoris allgemein)

- neu aufgetretene und zunehmende Angina pectoris
- Ruhe-Angina-pectoris
- ,,drohender Infarkt" oder
- erneute Angina pectoris gravis nach Infarkt mit Verdacht auf Infarktausbreitung

wurde durch orale und intravenöse Amiodaron-Behandlung (600–1200 mg/Tag[39]; 600–1500 mg/Tag[52b] oder teilweise auch kombinierte Anwendung der intravenösen und oralen Form bei fast allen Patienten im Laufe von 1–2 Tagen Beschwerdefreiheit erreicht. Auch von anderen Arbeitsgruppen wurden gute Ergebnisse mitgeteilt. *Kulbertus*[106] berichtet, nach kombinierter Anwendung von 150 mg i.v. und 800 mg oral bei 68 Patienten mit instabiler Angina pectoris Symptomfreiheit erreicht zu haben, und *Slama*[176] berichtet über 89% (33/37) Erfolge, wobei es sich bei diesem Patientenkollektiv um das einzige handelt, in dem auch nitroresistente Fälle berücksichtigt wurden. Weiter teilte *Medvedowsky*[123] mit, daß in der Kombinationsbehandlung von Amiodaron mit Diltiazem bei instabiler Angina pectoris keine Komplikationen in Form von Infarkten aufgetreten seien, und *Camous*[34] stellte bei 12 Patienten fest, daß es selbst bei vorbestehender Herzinsuffizienz gut vertragen wurde.

Variantangina – Prinzmetal-Angina

Auf die besonderen Gegebenheiten bei dieser Art der Angina und die schlechte Prognose jener Fälle, in denen die Angina pectoris mit schweren synkopalen Anfällen bei ventrikulären Rhythmusstörungen einhergeht, wurde oben (s. S. ✳✳; allgemeiner Teil) eingegangen. Da sie sich häufig als therapieresistent erweist, sind die bisher vorliegenden günstigen Erfahrungen mit Amiodaron in dieser Situation von besonderem klinischen Interesse.

- *Brochier*[25]

  berichtet über 4 derartige therapieresistente Fälle (wobei sich die ,,Therapieresistenz" allerdings auf β-Rezeptorenblocker bezieht, für die bekannt ist, daß sie bei der Variantangina ineffektiv sind), bei denen es unter

  450–600 mg Amiodaron/Tag als Infusion im Laufe von 12 Stunden gelang,

  sowohl die Rhythmusstörungen wie die Schmerzanfälle und die isolierten ST-Streckenveränderungen zu verhindern.

- *Fauchier*[62b]
  teilte ebenso überzeugende Erfolge bei 12 Patienten mit Variantangina und synkopalen Anfällen und anderen Rhythmusstörungen bei einer Dosierung von
  600 mg Amiodaron als Infusion und
  600 mg Amiodaron oral
  mit, wobei die Rhythmusstörungen ebenfalls innerhalb von 12 Stunden bei allen Patienten beseitigt wurden und Schmerzattacken und EKG-Veränderungen innerhalb des ersten Tages völlig verschwanden.
  (In einzelnen dieser Fälle wurden in Zusammenhang mit den Schmerzattacken intermittierende AV-Überleitungsstörungen beobachtet, ohne daß dabei allerdings eine Verstärkung durch Amiodaron auftrat. Notfalls wird für derartige Fälle eine Elektrodenkatheterversorgung diskutiert.)

Nebenwirkungen (s. Tab. 4)

Übersicht

In bezug auf Nebenwirkungen bestehen erhebliche Unterschiede zwischen Amiodaron und den meisten anderen Antiarrhythmika.
Die bei schweren Herzkrankheiten besonders gefürchteten kardialen Komplikationen treten weitgehend in den Hintergrund, häufiger sind dagegen eine Reihe extrakardialer Nebenwirkungen, von denen die meisten lästig, aber nur einzelne gefährlich sind.
Im Hinblick auf Nebenwirkungen ist Amiodaron daher ein Antiarrhythmikum, das große Bedeutung bei der Therapie schwerster Rhythmusstörungen bei Patienten mit gravierenden kardialen Grundkrankheiten hat, zur Behandlung leichter Rhythmusstörungen aber weniger in Betracht kommt.

Tabelle 4

Nebenwirkungen

bei intravenöser Verabreichung

⚠ Venenreizung, einschließlich Lymphadenitis[34], Flush

besonders in der Aufsättigungsphase und bei überhöhter Dosierung

Übelkeit, Erbrechen
Schwäche, Muskelschwäche (proximale Nervenleitungsstörung)
Müdigkeit, Sedierung
Anstieg von SGOT und SGPT
Rush (dosisunabhängig)

im Rahmen der Dauertherapie

Obstipation
Photosensibilität
evtl. Pigmentverschiebung
Hornhautablagerungen

besonders bei hohen Dosen
Sedierung, Müdigkeit
Schlaflosigkeit, lebhafte Träume
Tremor, Ataxie
Parästhesie
Neuropathie (sehr selten)

Häufigkeit

In den meisten älteren Studien wurden im Vergleich zu anderen Antiarrhythmika mit Amiodaron sehr niedrige Nebenwirkungsraten[157b], in vielen Studien sogar überhaupt keine Absetzraten beobachtet.
Neuere Studien mit meist höherer Dosierung zeigen dann allerdings, daß mindestens in der Aufsättigungsphase bei den meisten Patienten zu irgendeinem Zeitpunkt Nebenwirkungen auftreten[86c]. Weitere Studien müssen zeigen, in welchem Umfang sich die Nebenwirkungen in der Aufsättigungsphase durch eine der Pharmakokinetik besser angepaßte Dosierung reduzieren lassen.
Klinisch wichtiger als flüchtige Nebenwirkungen in der Aufsättigungsphase ist natürlich die Frage, wie oft Nebenwirkungen – trotz Dosisanpassung – eine erfolgreiche Therapie vereiteln.
Insgesamt gilt die Verträglichkeit als recht gut[67, 87b, 130a, 146, 150c, 178a], und die Absetzraten sind – abgesehen von den Erfahrungen einer einzigen Arbeitsgruppe[160a, 200b, 204a], die 15% Absetzraten referierte – in den übrigen Studien mit 0%[102, 130a, 140, 146] bis maximal 8%[82b] relativ niedrig[67, 72, 102, 130a+b].

Nebenwirkungen am Herz-Kreislauf-System

Daß die therapeutische Breite von Amiodaron in bezug auf die kardialen Nebenwirkungen wesentlich größer ist als bei den meisten Antiarrhythmika, ist bekannt.
Das gilt in bezug auf die Erregungsleitung für alle Applikationsformen, in bezug auf die Hämodynamik mit Sicherheit für die orale Applikationsform und mit Wahrscheinlichkeit für die Infusionsbehandlung. Hingegen können nach Bolusinjektionen – mindestens in der im Handel befindlichen Amiodaron-Zubereitung mit Lösungsvermittler – gelegentlich Komplikationen auftreten.

Blutdruck und Hämodynamik

Blutdruck
Auf die **Bolusinjektion** sollte wegen der gelegentlich unvorhersehbaren Zwischenfälle (s. u.), für die bis jetzt nicht geklärt ist, inwieweit sie dem Amiodaron oder dem Lösungsvermittler oder der Kombination beider anzulasten sind, weitgehend zugunsten der Kurzinfusion verzichtet werden.
Unter der **Kurzinfusion** wurde nur ein leichter (maximal −15 mm Hg)[89b] und unter Dauerinfusion (1200 mg/24 Std.)[93] keine wesentlichen Blutdrucksenkungen gesehen. Bei oraler Verabreichung wurde ebenfalls keine bedeutende Blutdrucksenkung (durchschnittlich 141/89 → 135/86) beobachtet[67].

Hämodynamik
Auch in bezug auf die hämodynamischen Parameter wurden je nach Verabreichungsform unterschiedliche Wirkungen festgestellt.

Bei **oraler Anwendung** führt Amiodaron *selbst bei Patienten mit*

- ▶ malignen Rhythmusstörungen bei schwerer koronarer Herzkrankheit[102] und
- ▶ sehr schlechter Ventrikelfunktion (EF < 40%)[80, 87b, 130a, 164] und
- ▶ früher dekompensierter Herzinsuffizienz[47b, 157b]

und in teilweise sehr hoher Dosierung zu keiner Verschlechterung der kardialen Situation.

In weiteren Studien[67] wurde sogar bei fast $^2/_3$ der Patienten eine Besserung von Dyspnoe und peripherer Dekompensation festgestellt.

Bei Patienten mit *extrem schlechter Ausgangssituation* – Überlebende nach akutem extrahospitalem Herz-Kreislauf-Stillstand mit

- ▶ schwerer Herzinsuffizienz – war allerdings bei den meisten ($^3/_4$) der Patienten und bei
- ▶ mäßiger Herzinsuffizienz bei einzelnen ($^1/_8$) eine Zunahme der Herzinsuffizienz

zu verzeichnen[140].

Bei **intravenöser Verabreichung**
ist zwischen der Bolusinjektion und der Kurzinfusion zu unterscheiden. Unter der **Bolusinjektion** wurden in Einzelfällen selbst bei Patienten mit relativ günstiger Ausgangssituation, wie z. B.

junge Patienten mit supraventrikulärer Tachykardie,
unerwartete Zwischenfälle beobachtet.
Berichtet wurde über

- ▶ akute Todesfälle (*Marcus*[122] nach *Barillon*)
- ▶ Blutdruckabfall mit Bewußtseinsverlust und
- ▶ Reanimationsnotwendigkeit (*Stäubli*[180d])
- ▶ Blutdruckabfall mit Schwitzen, teilweise
- ▶ Sinusbradykardie ($^3/_8$[134]).

Alle bisher beobachteten Todesfälle unter Amiodaron ereigneten sich im Rahmen der Bolusinjektion, keiner unter Infusion (*Marcus*[122] nach *Barillon*).

Aus diesem Grund wird heute im allgemeinen die
Kurzinfusion vorgezogen.
Auf die hämodynamischen Auswirkungen der Kurzinfusion wird auf S. 74 in Zusammenhang mit der therapeutischen Anwendung eingegangen.

Bei **intravenöser Dauerinfusion**
wurden bei der Dosierung von 600 mg/24 Std. „keine wesentlichen hämodynamischen Nebenwirkungen“ gefunden, so daß die weitere Studie mit 1200 mg/Std. fortgesetzt wurde[93].

Da ausführliche hämodynamische Studien bisher weder unter 10-Minuten-Infusion noch unter Dauerinfusion durchgeführt wurden, sind die möglichen hämodynamischen Wirkungen nur aufgrund der Ergebnisse der Studien mit der 5-Minuten-Infusion und der Bolusinjektion abzuschätzen. Daß nach der Bolusinjektion die Effekte des Stabilisators eine gewisse Rolle spielen, wurde bereits oben erwähnt. Diese dürften bei der Dauerinfusion – wegen der kürzeren Halbwertszeit des Stabilisators – weniger ins Gewicht fallen.
Im wesentlichen ergeben sich aus den Untersuchungen mit der Bolusinjektion folgende nennenswerte Befunde:

Sicart[170] fand bei 20 Patienten mit Vitien (Injektionszeit nicht angegeben)
nach 5 mg/kg i.v.
▶ eine deutliche Senkung des peripheren Widerstands und des Blutdrucks und
▶ einen deutlichen Frequenzanstieg
nach 10 mg/kg i.v.
▶ kurzzeitigen Anstieg des Herzminutenvolumens und
▶ Senkung des peripheren Widerstands in der 4. Minute
- Anstieg des enddiastolischen linken Ventrikeldrucks
- Abnahme der Kontraktilität
- kurzer Frequenzanstieg, der sich bis zur 6. Minute normalisierte.

Getrennte Untersuchungen mit dem
Lösungsvermittler (Tween 80) ergaben, daß
▶ initialer Blutdruckabfall und Abfall des enddiastolischen linken Ventrikeldrucks und
▶ Zunahme der Frequenz und Kontraktilität unmittelbar nach Injektion dem Lösungsvermittler zuzuschreiben sind.

Effekte jenseits der 4. Minute (auch die Abnahme des peripheren Widerstands) sind dem Amiodaron selbst zuzuschreiben.

Installé[93] verabreichte in der postoperativen Phase bei Patienten nach Herzoperationen
- 2,5 mg/kg als Bolus i.v. bei Cardiac Index > 2,5 $l/min/m^2$
- 5 mg/kg bei Cardiac Index < 2,5 $l/min/m^2$

An hämodynamischen Nebenwirkungen wurde bei 18% der Patienten ein Blutdruckabfall von durchschnittlich 15 mmHg bei Abnahme des peripheren Widerstands und ohne wesentliche Verminderung des Cardiac Index gesehen. Bei weiteren 5 Patienten (~5%) entwickelte sich ein kardiogener Schock mit einem mittleren RR < 60 mm Hg und einem durchschnittlichen Cardiac Index von 1,76 $l/min/m^2$. Bei allen diesen Patienten bestand vorher eine schlechte Myokardfunktion oder eine Kardiomegalie.
Der kardiogene Schock ließ sich bei 4 Patienten mit Katecholaminen, bei einem aber erst durch Einsatz der IAP (intraaortale Ballonpumpe) beheben.

Benaim[12b] fand ähnliche Befunde bei einem internistischen Krankengut mit Rhythmusstörungen, wobei bei etwa der Hälfte der Patienten vorher eine Herzinsuffizienz bestand. Der Hauptblutdruckabfall fand sich 1–15 Minuten nach Injektion. Nach 15 Minuten waren gewöhnlich die Ausgangswerte wieder erreicht.

Auf die Ergebnisse der Studie von
Côté[46a] wurde bereits auf S. 19 eingegangen, ebenso auf die von
Remme[153] mit der 5-Minuten-Infusion, die beide im Zusammenhang mit der Hämodynamik von Patienten mit Koronarinsuffizienz interessieren.

Zusammenfassend
bewirkt Amiodaron

bei **oraler Anwendung**
keine Beeinträchtigung der Hämodynamik
auch nicht bei Patienten mit
▶ vorbestehender Herzinsuffizienz[157b] und
▶ niedriger linksventrikulärer Ejektionsfraktion[130a]

bei **intravenöser Anwendung**
muß bei
10 mg/kg KG mit einer deutlichen kardiodepressiven Wirkung gerechnet werden, bei der *üblichen* Dosierung von
5 mg/kg KG sind die hämodynamischen Nebenwirkungen abhängig von der Applikationsgeschwindigkeit (s. a. S. 40)

Studien für die Dauerinfusion stehen aus.

Erregungsbildung und -leitung

Amiodaron verzögert den Erregungsablauf in den Slow-response-Zellen, läßt die Erregungsleitung in den Fast-response-Zellen jedoch unbeeinträchtigt, verzögert aber deren Repolarisation und Refraktärität.
Daraus erklären sich die Effekte auf die Erregungsbildung und -leitung, wie Verlangsamung des Sinusknotens, leichte Verzögerung der AV-Überleitung, Unterdrückung von Ersatzzentren aus dem AV-Knoten bei unverändertem Ersatzrhythmus aus His-Purkinje-Zellen und Kammer[75].

Sinusfrequenz

Amiodaron führt bei Patienten mit **normaler Sinusfunktion** zu einer deutlichen Frequenzabnahme, die bei Dauertherapie bei 10–15% liegt und um so ausgeprägter ist, je höher die Ausgangsfrequenz war[66].
Bei rascher intravenöser Injektion kann es jedoch initial – teilweise durch den Stabilisator bedingt – zu einem kurzfristigen Frequenzanstieg kommen.
Bei Patienten mit **Sick-Sinus-Syndrom** (s. a. S. 23; Indikation) ist der Effekt auf die Refraktärparameter des Sinusknotens stärker ausgeprägt[143, 158 u. a.]. Sinusknotenstillstände sind daher möglich, wurden jedoch nur extrem selten beobachtet. Im allgemeinen wird die Sinusbradykardie unter Amiodaron auffallend gut vertragen. Selbst Frequenzen um 40 gehen häufig ohne jegliche klinische Erscheinungen einher[27a] (Winterschlafbradykardie!). In anderen Fällen wurden jedoch bei Sinusknoten-Syndrom klinische Erscheinungen und Komplikationen beobachtet[131]. Gelegentlich wurden auch Sinusknotenstillstände beobachtet, die sich – erstaunlicherweise angesichts der langen Halbwertszeit des Amiodaron – nach Absetzen schon nach wenigen Tagen wieder zurückbildeten[82b, 122]. Möglicherweise spielt beim Auftreten einer Sinusbradykardie gelegentlich auch ein hoher Glykosid-Spiegel durch die bekannten Interaktionen (s. d.) eine Rolle. Die typische amiodaronbedingte Sinusbradykardie verhält sich weitgehend atropinresistent.

AV-Leitung und intraventrikuläre Leitung

Bei Patienten mit **normaler AV-Überleitung** und **intraventrikulärer Erregungsleitung** sind unter Amiodaron keine Ausbreitungsstörungen zu erwarten. Darüber hinaus haben Studien an größeren Patientenkollektiven[12b, 47b, 157b] mit vorbestehenden **AV-Block I°** und **unifaszikulären** oder **bifaszikulären Schenkelblöcken** gezeigt, daß es unter Amiodaron – im Gegensatz zu den meisten anderen Antiarrhythmika – bei diesen Patienten praktisch nie zum Auftreten eines totalen AV-Blocks kommt, ebenso, daß Ersatzzentren, abgesehen von solchen in der AV-Knoten-Region, nicht unterdrückt oder verlangsamt werden[12b, 14, 47b, 52a, 157b] (einzelne Ausnahmefälle[22] in der umfangreichen Literatur über Amiodaron bezogen sich auf Patienten mit akutem Infarkt und vorbestehendem intermittierendem totalen AV-Block).
Auf die Relativität von Kontraindikationen gegenüber Antiarrhythmika wurde bereits oben (s. S. ✻✻; allgemein) hingewiesen, ebenso (s. S. ✻✻) auf die Notwendigkeit exakter Überwachung und eventueller prophylaktischer Schrittmacherversorgung.
Im Vergleich zu anderen Antiarrhythmika scheint aber die Anwendung von Amiodaron bei vorbestehenden Blöcken weniger problematisch als die der meisten anderen Antiarrhythmika, die z. T. aufgrund ihrer Effekte auf den schnellen Na^+-Kanal die Erregungsausbreitung stärker verzögern und durch ihren Effekt auf die diastolische Spontandepolarisation gesunder Purkinje-Zellen physiologische Schrittmacher-Ersatzzentren stärker unterdrücken.

Paradoxe Rhythmusstörungen

Paradoxer Anstieg der Kammerfrequenz bei Vorhofflattern und -flimmern
Der von fast allen Antiarrhythmika her bekannte Effekt, daß die Verlangsamung der Vorhoffrequenz gelegentlich zu einem Anstieg der Kammerfrequenz (Wirkungsmechanismus s. S. ✳✳) führt, tritt bei Amiodaron – ebenso wie bei Verapamil – anscheinend **nicht** auf, was wahrscheinlich auf die starke Verlängerung der Refraktärzeit im AV-Knoten zurückzuführen ist.

Paradoxe Zunahme ventrikulärer Rhythmusstörungen
Eine paradoxe Zunahme ventrikulärer Extrasystolen sowie das Neuauftreten von Kammertachykardien oder Kammerflimmern wurde unter Amiodaron – ebenso wie auch unter allen anderen Antiarrhythmika – beobachtet. Die Häufigkeit derartiger Komplikationen wird mit 4% angegeben[87b].

Langes QT-Syndrom – Polymorphe Kammertachykardie – Synkopen (s. a. S. ✳✳)
Diese Komplikation wurde zunächst bei einigen Patienten beobachtet, die außer Amiodaron Chinidin, Disopyramid oder Procainamid eingenommen hatten, von denen diese Folgeerscheinung bekannt ist. Inzwischen gibt es jedoch auch zwei Einzelkasuistiken[117, 196] und eine ausführlichere Studie[167] über 5 Patienten, bei denen diese Erscheinungen unter Amiodaron allein zustande kamen. Sie wurden zwischen dem 10. Tag und mehreren Monaten nach Behandlungsbeginn unter üblichen Dosen beobachtet. Das QT-Intervall war mit Werten um 0,60 msec jeweils erheblich verlängert (wobei zu erwähnen ist, daß nach neueren Untersuchungen bei medikamentös induzierten Rhythmusstörungen im Zusammenhang mit QT-Verlängerung in bezug auf rhythmogene Komplikationen der Absolutwert der QT-Zeit als aussagekräftiger gilt als die beim angeborenen QT-Syndrom aussagefähigere relative QT-Zeit). Bis der Normalwert von 0,40 msec wieder erreicht war, vergingen meist 5 Tage, in einem Einzelfall 10 Tage. Als effektive Behandlungsmaßnahmen erwiesen sich die Infusion von Isoproterenol (Dosierung nicht angegeben) und die Ventrikelstimulation mit Frequenzen um 100/min. In Einzelfällen war die eine *oder* andere Maßnahme ausreichend, in anderen war die Kombination beider erforderlich, um die Rhythmusstörung zu unterdrücken. Bei einem der Patienten mußte die Isoproterenol-Infusion abgebrochen werden, weil es zur Provokation einer monomorphen Kammertachykardie führte. Die Fortsetzung der Behandlung war in den meisten Fällen über 5 Tage, in einem Fall über 10 Tage erforderlich, da jede Unterbrechung der Therapie bis zum Zeitpunkt der Normalisierung der QT-Zeit zum Neuauftreten der polymorphen Kammertachykardie führte. Bisher liegen keine Mitteilungen über den Amiodaron-Spiegel und die T_3-Werte zum Zeitpunkt des Auftretens dieser Komplikationen vor.

(Ungeachtet der Tatsache, daß Amiodaron also bei einzelnen Patienten zum langen QT-Syndrom und zu entsprechenden Komplikationen führen kann, wurden in anderen Fällen mit angeborenem langen QT-Syndrom gute Behandlungserfolge erzielt (s. a. S. 34).)

Plötzliche Todesfälle unter Amiodaron
In einigen größeren Studien über Amiodaron[102, 130a] finden sich – trotz sonst eindrucksvollen Behandlungsergebnissen – einzelne plötzliche Todesfälle. Da es sich um Patienten mit hohem diesbezüglichen Risiko handelte, ist die Frage, ob sie als Folge der Grundkrankheit auftraten oder trotz oder gar durch Amiodaron zustande kamen, kaum zu entscheiden. Für einzelne dieser Fälle betonen die Autoren, daß sie die letzte Zeit vor dem plötzlichen Ereignis völlig frei von Rhythmusstörungen waren (ähnliche, ebenfalls nicht eindeutig einzuordnende Verläufe wurden auch im Rahmen der Testung mit anderen hocheffektiven Antiarrhythmika gesehen). Zu erwähnen bleibt in diesem Zusammenhang

die Erfahrung von *Heger*[87b], der in einem sehr großen Kollektiv (154 Patienten mit malignen ventrikulären Rhythmusstörungen) bei zwei Patienten mit vorher intermittierender Kammertachykardie Kammerflimmern beobachtete, und die von *Wheeler*[204b], der eine Häufung von Todesfällen bei Patienten fand, die in den ersten Wochen nach **Infarkt** mit Amiodaron behandelt wurden. Auch hier blieben die Kausalzusammenhänge offen. Daß die Konzentration von Antiarrhythmika im intakten Herzmuskel höher ist als in Narbenbezirken, ist bekannt, ebenso, daß eine Dispersion der Repolarisation zu Kammerflimmern prädisponiert. Bis die Zusammenhänge weiter geklärt sind, sollten Patienten unter Amiodaron-Behandlung, auch wenn die Rhythmusstörung völlig beseitigt ist, weiterhin nachkontrolliert werden, wobei besonders darauf zu achten ist, ob nicht vielleicht der Amiodaron-Spiegel, der T_3-Wert und die QT-Zeit allmählich weiter ansteigen.

EKG-Veränderungen

Bei fehlender natriumantagonistischer Wirkung konzentrieren sich die Effekte des Amiodaron im EKG auf die Slow-response-Zellen und die Repolarisation.
Im einzelnen finden sich die folgenden Effekte:

Frequenz
Die Sinusfrequenz nimmt im allgemeinen deutlich ab (um 10–15%).

PQ
Die PQ-Zeit zeigt keine wesentliche Änderung.

Einige Autoren[66, 89b, 148] fanden gar keine Änderungen, andere eine geringe Zunahme (*Harris*[86c] bei einem gemischten Krankengut 0,17 → 0,19, *Nademanee*[130i] bei Patienten mit malignen ventrikulären Rhythmusstörungen von 0,18 → 0,21).

QRS
Die QRS-Dauer bleibt – trotz des im His-Bündel-EKG in einzelnen Studien festgestellten minimalen Anstiegs der HV-Zeit – im wesentlichen unverändert[89b, 130●, 158, 174d].

QT$_c$
Die relative QT-Zeit zeigt eine im Laufe der oralen Behandlung allmählich zunehmende Verlängerung, die bei Therapiebeginn mit Erhaltungsdosen ihr Maximum von etwa +25% nach 3 Wochen erreicht und auch 4 Wochen nach Absetzen noch nachweisbar war[107a, 157a, 202a].

Bei intravenöser Verabreichung wurden, wie oben bereits erwähnt, widersprüchliche Befunde erhoben. *Benaim*[12a + b] fand keine Verlängerung, andere Autoren[89b, 187] fanden eine deutliche Verlängerung. Nach anderen Untersuchungen[66] kann die amiodaronbedingte Verlängerung der relativen QT-Zeit, beispielsweise nach Belastung, kurzfristig *verschwinden.*

Obwohl eine gewisse Verlängerung der QT-Zeit unter Amiodaron üblich ist, erfordert eine stärkere Verlängerung erhöhte Aufmerksamkeit wegen der Gefahr des langen QT-Syndroms (s. a. S. 43). Exakte Erfahrungen über das noch tolerable Ausmaß der QT-Verlängerung liegen bisher noch nicht vor. Komplikationen wurden bei Werten von über 0,55 sec beobachtet.

T und U
Auch in bezug auf die T-Welle können recht unterschiedliche Befunde, wie Abflachung der T-Welle, Zweigipfligkeit, in seltenen Fällen auch Überhöhung auftreten. Vorhandene U-Wellen nahmen teils an Höhe, teils an Breite zu, teilweise wurden auch neu auftretende U-Wellen beobachtet[66, 67 u. a.].

Gelegentlich wurden auch Repolarisationsstörungen, die weitgehend denen der Hypokaliämie gleichen, beschrieben.

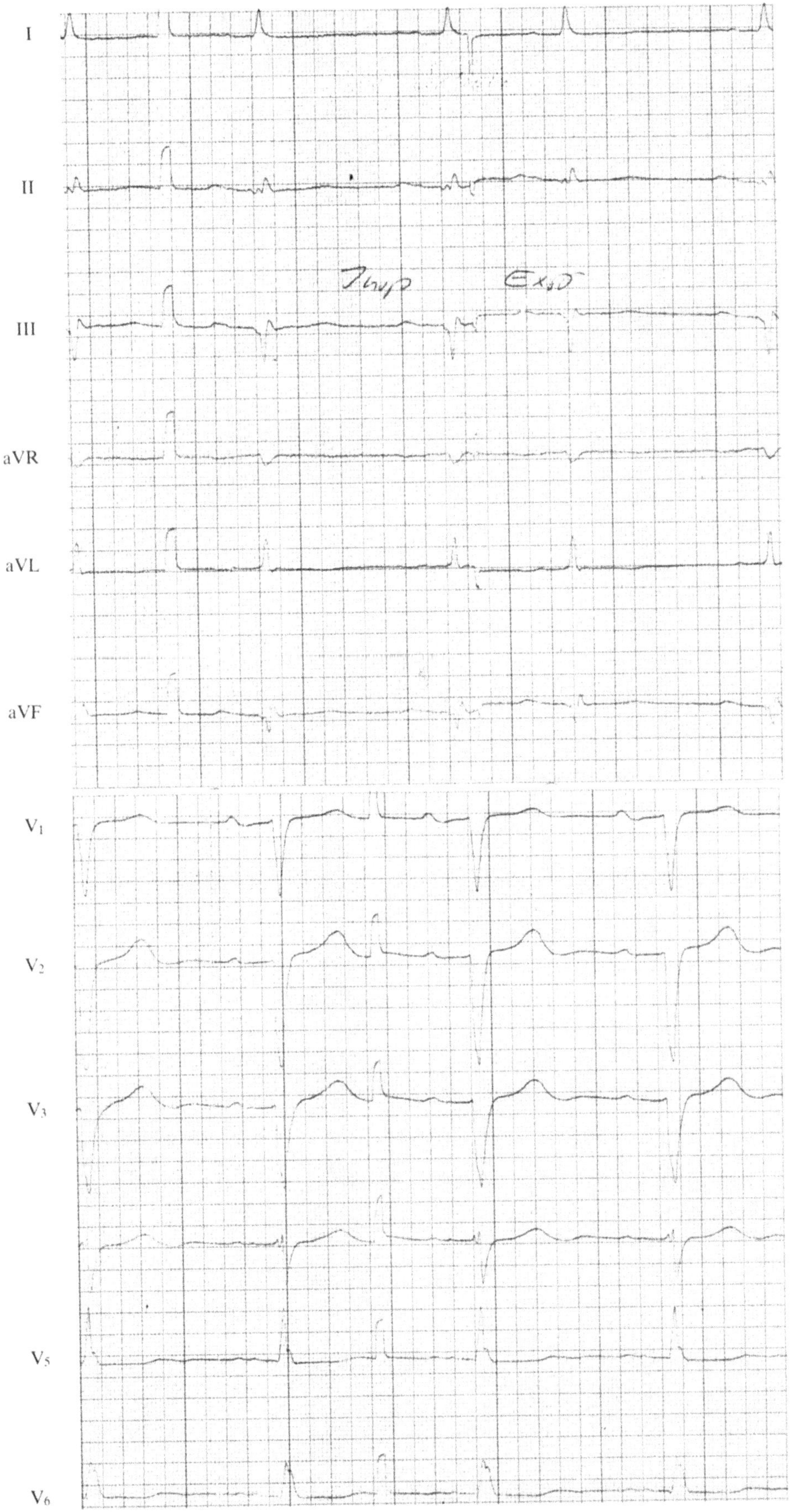

Abb. 7a (Legende s. S. 46)

Abb. 7 Einfluß *toxischer* Amiodarondosen auf das EKG:
a) Ausgangs-EKG vom 30. 11. 1981 (S. 45)
b) EKG vom 4. 3. 82 nach 3monatiger ambulanter Behandlung mit 600 mg Amiodaron: Sinusbradykardie und Sinusknotenstillstände, ausgeprägte Repolarisationsstörungen mit abgeflachter T-Welle, prominenter U-Welle und kaum abgrenzbarer QTU-Dauer (S. 46).
c) EKG vom 9. 3. 1982: Weitgehende Rückbildung der toxischen Erscheinungen (S. 47).

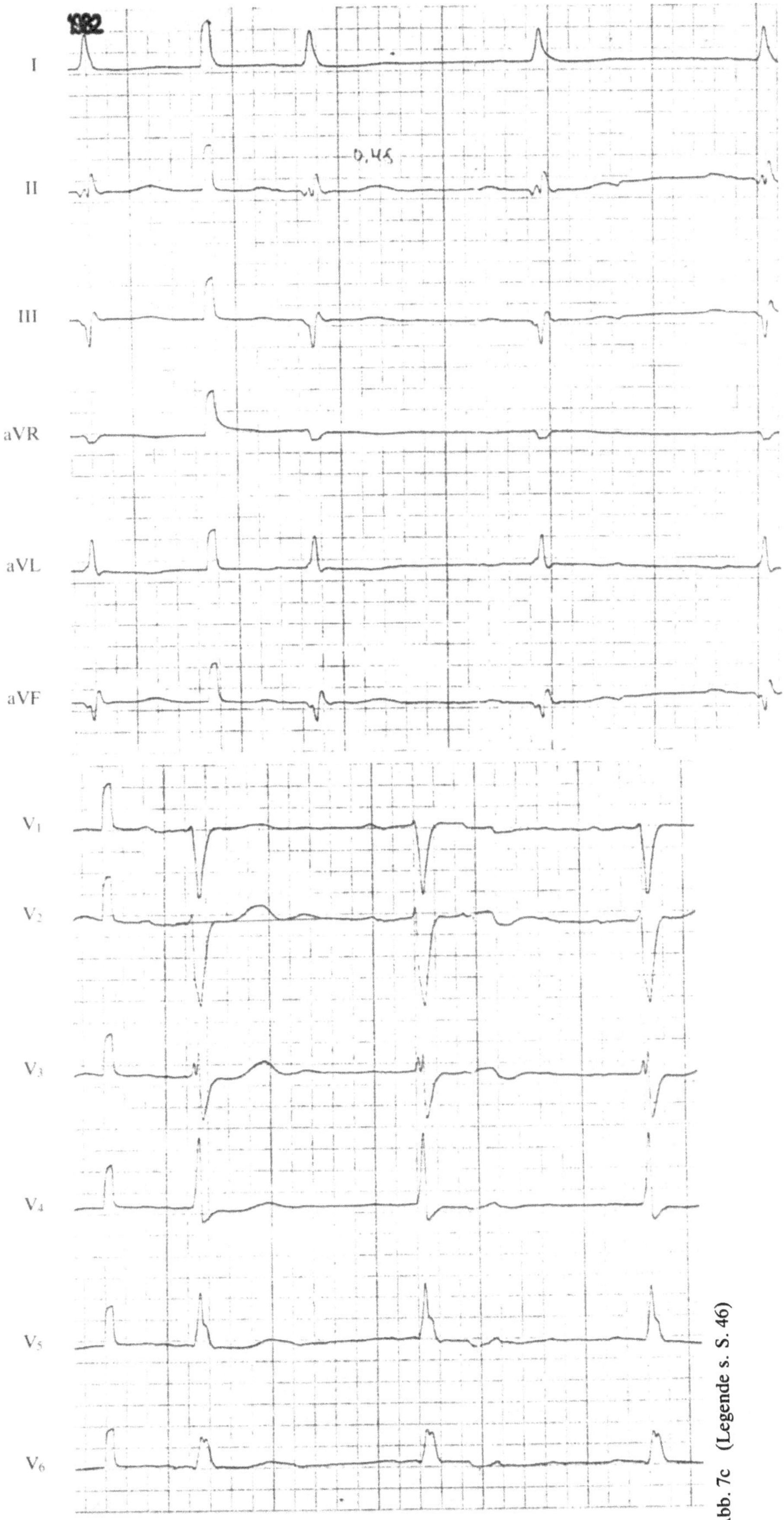

Abb. 7c (Legende s. S. 46)

Extrakardiale Nebenwirkungen

Ursache dafür, daß Amiodaron, trotz der hervorragenden Wirkung gerade gegenüber den malignen Rhythmusstörungen und der guten kardialen Verträglichkeit, nur relativ selten eingesetzt wird, sind – neben den Problemen der Pharmakokinetik – die extrakardialen Nebenwirkungen.
Angesichts des Hinweises, daß die Substanz zu „graublauen Verfärbungen der Haut", Ablagerungen in der Hornhaut, zu Hypo- und Hyperthyreose, zu „Lungenveränderungen" und anderen Nebenwirkungen führen kann, schrecken die meisten Kollegen vor der Behandlung zurück.
Demgegenüber ist jedoch festzuhalten, daß gravierende Nebenwirkungen insgesamt sehr selten sind und insgesamt höchstens 5% der Patienten betreffen, während bei Patienten mit nicht behandelten malignen Rhythmusstörungen ein wesentlich höheres Risiko durch die kardialen Komplikationen gegeben ist.
Im einzelnen ist bei den extrakardialen Nebenwirkungen zwischen dosisabhängigen und dosisunabhängigen Nebenwirkungen zu unterscheiden.

Dosisabhängig sind[86c, 87a]
- Übelkeit und Erbrechen
- Tremor, Kopfschmerzen, Schlafstörungen
- Muskelschwäche
- Anstieg der SGOT und LDH[87a]

dosisunabhängig sind
- Schilddrüsen-Funktionsstörungen
- Neuropathie

teilweise dosisabhängig sind
- Lungenveränderungen, die sich vorwiegend bei Patienten mit Herzinsuffizienz und hohen Serumspiegeln finden, und
- Pigmentationen der Haut, die vorwiegend bei Patienten nach langfristiger Einnahme und bei intensiver Sonnenbestrahlung vorkommen.

Zu den extrakardialen Nebenwirkungen im einzelnen:

1. Gastrointestinale Erscheinungen

Übelkeit und Erbrechen treten nur in der Aufsättigungsphase mit hohen Dosen auf[86c] und sind im allgemeinen ein Zeichen dafür, daß die „Sättigung" abgeschlossen ist. Sie verschwinden bei Dosisreduktion[86c].

Hingegen kann eine Neigung zur Obstipation – ebenso wie bei manchen anderen Medikamenten mit muskelrelaxierender Wirkung, wie Verapamil – bei manchen Patienten im Rahmen der Langzeitbehandlung fortbestehen.

2. Allgemeine Störungen

Kopfschmerzen, Schlafstörungen, Alpträume, vorzeitiges Erwachen gelten ebenfalls als dosisabhängig[86c].

3. Nebenwirkungen von seiten des Nervensystems

Tremor
eine geläufige Nebenwirkung anderer Antiarrhythmika, wurde in einzelnen Studien[86c] auch bei einem Teil der mit Amiodaron behandelten Patienten gefunden. Er erwies sich jedoch nur bei einem Patienten als therapiebedürftig und sprach auf Propranolol (2 × 10 mg/Tag) an.

Proximale Muskelschwäche
– oft begleitet von schwerer allgemeiner Müdigkeit – ist ein eindeutiges Überdosierungssymptom. Sie kommt durch Beeinträchtigung der Leitfähigkeit peripherer Nerven zustande und bildet sich nach Dosisreduktion rasch zurück[86c, 102]. Das gleiche gilt für Parästhesien. Hingegen braucht die Rückbildung der insgesamt sehr seltenen (bis 1982 8 Fälle in der Weltliteratur) peripheren Neuropathie, die ebenfalls als Folge einer Überdosierung eingestuft wird, gelegentlich länger.

4. Hautveränderungen

Die Häufigkeit von Hautveränderungen ist im hohen Maße abhängig von der Pigmentation. Bei hellhäutigen Frauen findet man sie häufiger, hingegen wurden in einem größeren argentinischen Patientenkollektiv überhaupt keine Hautveränderungen beobachtet[102].

Photosensibilität
Die erhöhte Lichtempfindlichkeit, die oft zu einer erheblich gesteigerten Sonnenbrand-Empfindlichkeit, gelegentlich auch nur zu vermehrter Neigung zu Sonnenbräune führt, ist die häufigste Nebenwirkung von seiten der Haut.

Flüchtige Exantheme
pruriginöse und erythematöse mit Bevorzugung des Rumpfes werden öfter in der Aufsättigungsphase gesehen, erforderten jedoch nie ein Absetzen der Therapie[86c].

Hautverfärbungen
sind relativ sehr seltene (1,4% der behandelten Patienten) Nebenwirkungen, die fast nur bei Patienten beobachtet werden, die über lange Zeiträume Amiodaron einnehmen und sich stark der Sonne aussetzen[86c].

Der exakte Entstehungsmechanismus der Hautveränderungen ist noch nicht genau geklärt. Sie werden teilweise auf Lipofuscin-Einlagerungen zurückgeführt, die als eventuelle Folge metabolischer Störungen durch Amiodaron und dessen Metaboliten unter Lichteinfluß angesehen werden.

5. Auge

Bei längerer Behandlung mit Amiodaron lassen sich bei praktisch allen Patienten gewöhnlich nur mit der Spaltlampe erkennbare Mikroablagerungen in der Hornhaut nachweisen.
Sie bestehen aus Lipofuscin bzw. einem Medikament-Lipid-Komplex[101] und bilden zunächst kleine Punkte, die dann zu Linien zusammenfließen (s. Abb. 8). Man findet sie im Lidspaltenbereich, unterhalb der Pupillenregion, am Übergang zum mittleren Drittel der Hornhautfläche[197a+b]. Ausdehnung bzw. Stadium der genannten Erscheinungen ist abhängig von der Dosierung und der Behandlungsdauer.

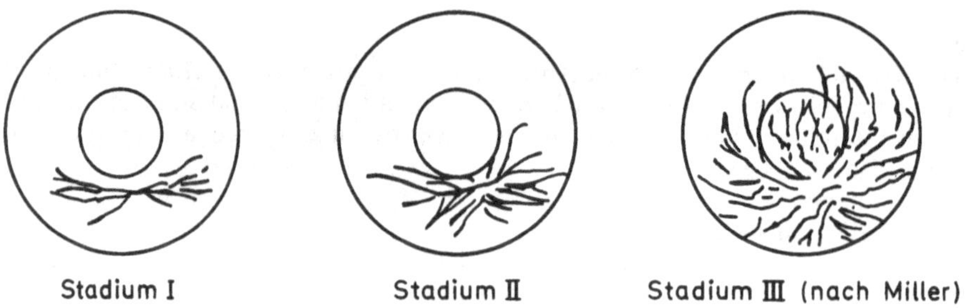

Abb. 8 Ablagerungen in der Hornhaut unter Amiodarontherapie (aus [197a]).

Sehstörungen in Form von Farbensehen um Lichthöfe treten im allgemeinen erst im Stadium III auf, das normalerweise mit toxischen Spiegeln einhergeht[82b]. Sehstörungen im Zusammenhang mit ausgedehnten Mikroablagerungen sind natürlich ein Grund, die Therapie vorübergehend zu pausieren und auf eine niedrigere Erhaltungsdosis überzugehen. Ausgedehnte Mikroablagerungen ohne Sehstörungen sollten zur Kontrolle des Serumspiegels und des rT_3 veranlassen. Hingegen sind Mikroablagerungen allein niemals ein Grund, die Behandlung zu beenden, denn im Gegensatz beispielsweise zu Thesaurismosen nach Malariamitteln und anderen Stoffen führt Amiodaron nie zu bleibenden Funktionsstörungen am Auge, und Mikroablagerungen in den Stadien I und II sind eine normale Begleiterscheinung der Therapie.
Im Gegensatz zum Erwachsenen treten bei Kleinkindern keine Mikroablagerungen auf, größere Kinder verhalten sich diesbezüglich wie Erwachsene.

6. Leberwerte

Der Anstieg der SGOT und LDH um das Zweifache bei normaler alkalischer Phosphatase und normalem Bilirubin gilt im allgemeinen als Hinweis auf toxische Dosen[86a, 87a].

7. Sonstiges

Dyskinetisches Syndrom bei schwerer Niereninsuffizienz
Bei Patienten mit dialysepflichtiger Niereninsuffizienz wurde über dyskinetische Nebenwirkungen berichtet. Es handelte sich um Individuen, die zu einem anderen Zeit-

punkt auf Metoclopramid mit denselben Symptomen reagiert hatten[113]. Wahrscheinliche Ursache dürfte eine Kumulation von Metaboliten sein, da beide Substanzen eine ähnliche Seitenkette aufweisen.

8. Lunge

[39, 82c, 87b+c, 116, 174f, 178b, 181b, 201a]

Pulmonale Veränderungen im möglichen Zusammenhang mit der Amiodaron-Behandlung wurden bei etwa 1% der behandelten Patienten gesehen[82b, 174f].
In den meisten mitgeteilten Fällen handelte es sich um Patienten mit schwerer Herzinsuffizienz und sehr hohen bzw. toxischen Amiodaron-Dosen[87b] bzw. überhöhten oder auch toxischen Serumspiegeln[82b].
An klinischen Erscheinungen wurden eine allmählich zunehmende Dyspnoe, Husten, gelegentlich auch Fieber und Gewichtsabnahme sowie Rasselgeräusche, Hypoxämie und unterschiedliche röntgenologische Veränderungen gefunden, die teils als Lungenstauung, teils auch als Lungenödem oder als ausgedehnte diffuse „Infiltrate vom alveolären sowohl als auch vom interstitiellen Typ“[178b] beschrieben wurden. Auffallend ist gelegentlich die erhebliche Diskrepanz zwischen dem relativ guten klinischen Zustand des Patienten mit Belastungsdyspnoe oder auch mäßiger Ruhedyspnoe und dem röntgenologischen Befund eines „Lungenödems“. Die invasive Diagnostik ergab unterschiedliche Werte, meist normale[178b], gelegentlich – wahrscheinlich bei weiter fortgeschrittenen Stadien – auch erhöhte Druckwerte im Pulmonalkapillargebiet, in der Arteria pulmonalis und im rechten Ventrikel. Histologisch wurden „Alveolitis“, teilweise mit hyalinen Membranen, „Pneumonitis“ und „interstitielle Fibrosen“ mitgeteilt.
Differentialdiagnostisch ergaben sich Schwierigkeiten gegenüber pulmonalen Infekten und Lungenstauung, wobei sich in einem Teil der von den Autoren zunächst als amiodaronbedingte Lungenveränderung aufgefaßten Fälle durch den weiteren Verlauf, wie rasche Rückbildung der Erscheinungen unter Digitalisierung und diuretischer Behandlung, in anderen Fällen auch durch Obduktionsbefunde, die Diagnose einer Medikamentnebenwirkung ausschließen ließ. In bezug auf die Therapie wird heute empfohlen, Amiodaron zunächst abzusetzen und den Spiegel sowie den rT_3-Wert zu kontrollieren, da häufig toxische Spiegel vorliegen, und je nach Situation zunächst eine symptomatische Behandlung mit Diuretika und Glykosiden zu beginnen. Wenn sich darunter keine Rückbildungstendenz zeigt oder von Anfang an ein schweres klinisches Zustandsbild vorliegt, sollte mit der Kortikoid-Behandlung begonnen werden. Bei einem Teil der Patienten mußte im späteren Verlauf wegen anderweitig therapieresistenter maligner Rhythmusstörungen erneut mit der Amiodaron-Behandlung begonnen werden, die dann gelegentlich ohne erneutes Rezidiv und ohne Kortikoidschutz vertragen wurde. In anderen Fällen wurde die Amiodaron-Therapie unter dem Schutz geringer Kortikoiddosen ohne erneute Komplikationen weitergeführt.
Der exakte Entstehungsmechanismus der Lungenveränderungen ist unbekannt. Neuerdings wurden ähnliche Komplikationen auch für andere Antiarrhythmika wie Tocainid mitgeteilt, und für Lidocain ist bekannt, daß es die Makrophagen in der Lunge beeinflußt.

9. Schilddrüse

[39, 82b, 87b+c, 116, 174, 178b, 181, 201a]

Hier ist zunächst prinzipiell zu unterscheiden zwischen **Einflüssen von Amiodaron auf den peripheren Stoffwechsel der Schilddrüsenhormone,** einem Effekt, den in geringerem Ausmaß auch andere Medikamente, wie z. B. manche Betablocker, hervorrufen[203], und durch Amiodaron **induzierten Schilddrüsen-Funktionsstörungen.**
Der Einfluß auf den peripheren Stoffwechsel der Schilddrüsenhormone ist eine regelmäßige Begleiterscheinung der Amiodaronwirkung, die bei allen behandelten Individuen auftritt und so charakteristisch ist, daß ein Teil der diesbezüglichen Veränderungen, wie der Anstieg des rT_3-Wertes, zur Therapieüberwachung (s. a. S. 56) herangezogen wird.
Hingegen sind echte Amiodaron-induzierte Schilddrüsen-Funktionsstörungen selten.

Einfluß auf den peripheren Stoffwechsel der Schilddrüsenhormone

Zum besseren Verständnis sei kurz rekapituliert, daß das relativ inaktive Schilddrüsenhormon T_4 (Thyroxin) von der Schilddrüse gebildet und in den peripheren Geweben, besonders der Leber, in die biologisch aktive Form Trijodthyronin (T_3) und biologisch inaktives reverses Trijodthyronin (rT_3) umgebaut wird. Kleinere Mengen von T_3 werden auch in der Schilddrüse neu gebildet. Die Umwandlung von T_4 in T_3 erfolgt durch die T_4-Dejodase. Da Amiodaron die T_4-Dejodase hemmt und somit die Umwandlung von T_4 in das stoffwechselaktive T_3 hemmt und die Entstehung von rT_3 begünstigt,

Hemmung der T_4-Dejodase $\quad T_4 \; \begin{matrix} \nearrow\!\!\!\!\!/ \; T_3 \\ \searrow \; rT_3 \end{matrix}$

findet man bei allen mit Amiodaron behandelten Individuen folgende Verschiebungen der Schilddrüsenhormone:

$FT_4 \uparrow$
$T_3 \downarrow$
$rT_3 \uparrow$

Es entsteht also ein **„niedriges T_3-Syndrom“**, das sich jedoch vom klassischen dadurch unterscheidet, daß dieses mit normalen T_4-Werten einhergeht, während man unter Amiodaron-Therapie erhöhte T_4-Werte findet.

Schilddrüsen-Funktionsstörungen

Daß unter Amiodaron-Therapie sowohl Hyper- als auch Hypothyreosen auftreten können, ist seit langem bekannt.
Zur Pathophysiologie der Schilddrüsen-Funktionsstörungen weiß man, daß verschiedene Mechanismen eine Rolle spielen:
Einerseits führt die Behandlung mit Amiodaron zu einer immensen Überschwemmung des Organismus mit Jod, die selbst, wenn nur das freigesetzte Jodid berücksichtigt wird, nur noch das 100fache der für die Hormonbildung benötigten Durchschnittsmenge[96d] ausmacht.

Diese exzessive Jodzufuhr kann – ebenso wie die Jodzufuhr in anderer Form – zur

Hyperthyreose
führen. Das gilt besonders für Patienten mit Struma nodosa, gelegentlich aber auch für solche mit scheinbar normaler Schilddrüse. Vorherrschend wird angenommen[183], daß autonome Follikel, die sich besonders in Knoten-Kröpfen, gelegentlich aber auch in normalen Schilddrüsen finden, die Fähigkeit, ihre Hormonproduktion auch bei steigender Jodzufuhr konstant zu halten, verloren haben.

Hypothyreose
Sie kann – ebenfalls als Folge der überschießenden Jodzufuhr – in seltenen Fällen bei genetisch prädesponierten Individuen vorkommen.

Neben den genannten Störungen, die lediglich Folge der erhöhten Jodzufuhr und unabhängig vom Amiodaron-Molekül sind, kann Amiodaron eine

Basedow-artige Hyperthyreose
induzieren, deren Entstehungsmechanismus unklar ist[183].

Die genaue Häufigkeit dieser Störungen ist noch unsicher. Sie wird teilweise mit etwa 5% angegeben[96b, 180a], wobei allerdings darauf hingewiesen wird, daß die Prävalenz von Schilddrüsen-Erkrankungen in allen Altersklassen in der Gesamtbevölkerung auch bereits bei über 2% liegt. Andere Autoren[183] geben für die Hyperthyreose, die als gefährlicher und therapeutisch schlechter zu beeinflussen gilt als die Hypothyreose, etwa 1% aller mit Amiodaron behandelten Patienten und für schwere Hyperthyreosen eine solche von 1:20 000 behandelten Patienten an. Weitere Studien mit systematischen Schilddrüsenfunktionsprüfungen bei 100 mit Amiodaron behandelten Patienten[169] ergeben bei 4% der Patienten eine manifeste und bei 6% eine latente Hypothyreose.

Diagnose und Therapie der Hyperthyreose
Da Amiodaron – unter anderem durch Abschwächung sympathikotoner Reaktionen, Unterdrückung von Tachykardie und Rhythmusstörungen, Beeinflussung des peripheren Schilddrüsen-Stoffwechsels – die Symptome der Hyperthyreose teilweise kaschiert, ist die **klinische Diagnose** schwierig.
Symptome, die unter Amiodaron-Therapie den Verdacht auf eine Hyperthyreose erwecken sollten, sind[96a]

Gewichtsverlust
Asthenie
Ruhelosigkeit
Hyperkinesie und gelegentliches Wiederauftreten von
Rhythmusstörungen.
Schilddrüsenvergrößerung und
Augensymptome fehlen häufig.

Die Einweisungs-Diagnose lautet daher vielfach „Verdacht auf okkultes Neoplasma"[96a].
Hyperthyreosen können nicht nur unter der Therapie, sondern bis zu 1 Jahr nach Absetzen der Behandlung auftreten.
Daß die **Laborparameter** der Schilddrüsenfunktion schon allein durch die oben angeführten Wirkungen des Amiodaron auf den peripheren Schilddrüsenhormonstoffwechsel verändert sein können, erschwert die Diagnostik weiterhin.
Da ein Anstieg des T_4-Werts bis um 20% als alleinige Therapiefolge beobachtet wurde[86c], sind mäßig erhöhte T_4-Werte nicht im Sinne einer Hyperthyreose zu werten[96b, 180a]. Vielmehr wurden bei Hyperthyreosen unter Amiodaron gewöhnlich extrem hohe Werte gefunden[96a].

Da der T_3-Wert normalerweise unter Amiodaron erniedrigt ist, sind hier schon geringe Anstiege bis in den oberen Normbereich als verdächtig auf eine Hyperthyreose anzusehen[96a]. Auch die Aussagefähigkeit des TRH-TSH-Testes ist eingeschränkt.
Zwar beweist ein negativer TSH-Test (TSH-Wert zwischen 4,8 und 38 μg/ml) bei Blutabnahme 3 Stunden nach Einnahme von 40 mg TRH per os (Wimpfeimer-Methode) eine Euthyreose[180a], hingegen erhärtet ein negativer Ausfall keine Hyperthyreose; denn ein derartiges Verhalten wurde bei vielen Patienten unter Amiodaron-Therapie ohne Hyperthyreose gefunden[96b+c, 148], und neuere Untersuchungen haben gar gezeigt, daß in einem für die Amiodaron-Therapie vorgesehenen Kollektiv ein relativ hoher Prozentsatz der Patienten bereits vor Behandlungsbeginn nach TRH keinen TSH-Anstieg zeigte[148]. Die Ursache für diese Beobachtung ist unklar[148].
Andere neuere Studien[128, 169] haben ergeben, daß ein verminderter TRH-Anstieg unter Amiodaron-Behandlung auch dadurch zustande kommen kann, daß innerhalb der Hypophyse relativ mehr T_3 aus T_4 entsteht als in anderen Geweben.
Ebenso fanden sich übrigens bei einer solchen Patientengruppe ebenfalls bereits vor Behandlungsbeginn im Vergleich zum Normalkollektiv relativ niedrige T_3-Werte[152a], was wahrscheinlich mit der allgemein schlechten Ausgangssituation dieser meist schwerkranken Patienten (Low-T_3-Syndrom) zusammenhängt.
Ebenso schwierig wie die Diagnose ist die **Therapie.**
Erster Behandlungsschritt ist eigentlich das Absetzen des Amiodaron, das allgemein empfohlen wird, „soweit es sich nicht um anderweitig therapieresistente Rhythmusstörungen handelt"[96c], was leider bei den meisten Patienten der Fall ist. (In Einzelfällen bildete sich die Hyperthyreose allerdings auch bei Patienten zurück, bei denen die Therapie nicht abgesetzt wurde[96b], wobei hier nicht geklärt ist, bei welchen Verlaufsformen mit dieser günstigen Entwicklung zu rechnen ist.) Nach Absetzen der Therapie bildete sich die Symptomatik ohne weitere Maßnahmen gelegentlich zurück, so daß einzelne Autoren[180a] zunächst ein abwartendes Verhalten unter ständiger Kontrolle der klinischen Erscheinungen und des T_4-Wertes empfehlen, während andere[96d] vor diesem Verfahren warnen, weil gelegentlich ein rasches Fortschreiten mit letalem Ausgang beobachtet wurde. Schließlich haben neuere Untersuchungen[128, 169] zu dieser Frage nochmals überraschende Ergebnisse insofern gezeigt, als es bei einem großen Patientenkollektiv mit nicht Amiodaron-induzierter Thyreotoxikose durch Gabe von Amiodaron – über eine jodinduzierte Hemmung der Hormonabgabe – zu einer Verminderung der zirkulierenden Schilddrüsenhormone (T_3 und T_4) und zu einer überzeugenden Besserung des klinischen Bildes kam.
Von den üblichen Maßnahmen zur Hyperthyreose-Therapie haben sich bei der Amiodaron-induzierten Hyperthyreose alle, außer der Kortikoid-Behandlung und der Plasmapherese, als wenig effektiv erwiesen.

Die Radiojod-Behandlung ist aufgrund der Jodkontamination wirkungslos.
Thyreostatika wurden, wenn überhaupt, nur in sehr hohen Dosen (60–100 mg Carbimazol täglich) als wirksam gefunden[180a]. Andere Autoren[96d] sind der Ansicht, daß
Propylthiouracil wegen seiner peripheren Wirkung zu bevorzugen sei.
Auch Lithium hat enttäuscht[180a].
Bei der Basedow-artigen Amiodaron-induzierten Hyperthyreose wurden unter Steroid-Therapie nicht nur eindrucksvolle klinische Besserungen, sondern auch ein rascher Abfall der Schilddrüsenhormone im Blut beobachtet[180a, 207]. Die im Notfall am raschesten wirksame Maßnahme ist die Plasmaphorese[180a].
Daß gerade die Patienten mit schwersten Rhythmusstörungen, die heute die Hauptindikation für die Amiodaron-Behandlung darstellen, durch das Auftreten einer Hyperthyreose hochgradig gefährdet sind, weil mit Sekundärkomplikationen wie Angina pectoris, Herzinfarkt und erneuten Rhythmusstörungen zu rechnen ist, liegt auf der Hand.

Diagnose und Therapie der Hypothyreose

Im Gegensatz zur Hyperthyreose, deren Symptome unter Amiodaron häufig verschleiert sind, ist die Hypothyreose unter Amiodaron im allgemeinen leicht zu diagnostizieren und zeigt im Gegensatz zum Spontanverlauf rasche Progredienz in ein volles myxödematöses Krankheitsbild[96a]. Von den Laborwerten ist der T_3-Wert nicht zu verwerten, weil er unter Amiodaron-Therapie sowieso niedrig ist. Wichtig ist ein ebenfalls niedriger T_4-Wert und ein erhöhter TSH-Wert mit verstärktem Anstieg nach Gabe von TRH[96b]. Der letztere kann unter Amiodaron-Therapie allerdings auch bei Patienten mit normaler Schilddrüsenfunktion auftreten und wird durch eine Hemmung der T_4-Konversion in T_3 innerhalb der Hypophyse erklärt[169].

In bezug auf die Therapie wird empfohlen, die Amiodaron-Behandlung fortzusetzen (!)[96c] und eine Schilddrüsenhormonsubstitutions-Behandlung einzuleiten, die mit Rücksicht auf die zugrunde liegende Herzkrankheit vorsichtig dosiert werden muß.

Tabelle 5

Beurteilung verschiedener Schilddrüsenparameter unter Amiodaron-Therapie	
Verschiebungen, die nur als **Therapiefolge** anzusehen sind:	
FT_4 ↑ (meist −20%)	
T_3 ↓ (Abfall in den unteren Normbereich)	
rT_3 ↑ (kann auch u. a. „klinischen" Umständen ansteigen).	
Hyperthyreose:	
sicher	wenn T_3 erhöht (T_4-Anstieg bis 20% nicht zu verwerten).
fraglich	wenn FT_4 exzess. hoch und T_3 normal } nach der Klinik zu entscheiden. TSH- und TRH-Test s. Text.
Hypothyreose:	wenn FT_4 niedrig (T_3 ohnehin niedrig) TSH-Erhöhung spricht zusätzlich für Hypothyreose.

Entsprechend dem
Normalwert von 33 ± 8 ng/dl wurden bei
55 – 100 ng/dl der **optimale therapeutische Effekt** und bei
> 100 – 110 ng/dl **toxische Erscheinungen** gefunden[130e].

Kontrolle von Schilddrüsenparametern unter Amiodaron-Therapie (Tab. 5)

Bei Patienten mit anamnestisch bekannten vorbestehenden Struma- oder anderen Schilddrüsenerkrankungen sollte auf eine Amiodaron-Therapie möglichst von vornherein verzichtet werden. Mindestens wird eine Kontrolle von Schilddrüsen-Antikörpern und gegebenenfalls weitere Spezialuntersuchungen (z. B. ITI, stabiles intrathyreoidales Jod) empfohlen[96b+c]. Die Ansichten darüber, welche Schilddrüsenparameter vor und unter der Behandlung kontrolliert werden sollen, gehen noch weit auseinander und reichen von

„keine Routinekontrollen erforderlich“[213] bis zu einem umfangreichen Programm, wie T_3, T_4, TGB, TRH-Test, Schilddrüsenszintigramm bei Patienten in Struma-Endemiegebieten[188].
Die vorherrschende Ansicht geht dahin, daß es sinnvoll ist, vor Behandlungsbeginn und dann eventuell in mehrmonatigen Abständen die folgenden Werte zu untersuchen:

T_4 oder FT_4, T_3 oder FT_3, rT_3, und nur bei klinischer Symptomatik weitere Kontrollen zu veranlassen.

rT_3-Bestimmung zur Therapiekontrolle
Da der Anstieg des rT_3 eine regelmäßige Begleiterscheinung der Amiodaron-Therapie ist und der Amiodaron-Serumspiegel bislang noch nicht überall durchführbar ist, wurde versucht, den Anstieg des rT_3-Wertes als Therapiekontrolle heranzuziehen.
Dabei wurde festgestellt, daß der
optimale therapeutische Effekt
im Sinne einer Arrhythmieunterdrückung bei
rT_3-Werten vom 2- bis 3fachen der Norm und
toxische Effekte bei
rT_3-Werten vom 5- bis 6fachen der Norm
zu beobachten sind[130e].

Schließlich sei noch angefügt, daß man sich mit speziellen Fragen zum Thema „Schilddrüsen-Komplikationen bei Amiodaron-Therapie“ an verschiedene **Zentren mit größerer Erfahrung** mit diesen relativ seltenen Störungen wenden kann, das sind z. B. im deutschsprachigen Raum:
Stäubli[180] *u. Mitarbeiter*, Medizinische Universitätsklinik Bern 004131/642111
Pickart[142] *u. Mitarbeiter*, Medizinische Klinik Innenstadt, München 089/51601

10. Synopse der klinischen Erscheinungen nach toxischen Dosen

Einen Überblick über die Nebenwirkungen unter extremen bzw. toxischen Dosen gibt die Studie von *Heger*[87a], der Patienten mit malignen Rhythmusstörungen bei schweren kardialen Grundkrankheiten über längere Zeit (einzelne Patienten über viele Monate!) mit 1800–2000 mg/Tag behandelte. Die wichtigsten Nebenwirkungen waren schwere Müdigkeit, proximale Muskelschwäche, Gangstörungen, Tremor, verminderter Lagesinn und schließlich in Einzelfällen nach längerer Behandlung und – meist bei Patienten mit schwerer Herzinsuffizienz – pulmonale Veränderungen und fettige Leberinfiltrationen.

Interferenz
(s. S. 78; therapeutische Anwendung)

Pharmakokinetik (Tab. 6)

Übersicht

Amiodaron ist eine Substanz mit einer absolut ungewöhnlichen Pharmakokinetik. Auffallend ist vor allem der immense Verteilungsraum, der im Vergleich beispielsweise zum Lidocain in der Verteilungsphase 30mal und in der Steady-state-Phase 100mal größer ist. Er ist die Hauptursache dafür, daß es in der Frühphase nur durch kontinuierliche Zufuhr extrem hoher Dosen gelingt, einen wirksamen Serumspiegel aufrechtzuerhalten, und daß die Halbwertszeit der Steady-state-Phase extrem lang ist.

Tabelle 6

Pharmakokinetische Daten		
Molekulargewicht	**Mg**	681,8[107b]
Dissoziationskonstante	**pka**	5,6[5]–7,4[35]
Verteilungsmodell	2–3 Kompartimente	
Resorptionsquote	**Rq**	40–50%[5, 41a+b] (Extremwerte E 20–90%)[5, 41a–c]
Eiweißbindung	**Eb**	fast vollständig[5, 89b]
Verteilungsraum		
initial	$\mathbf{VR_c}$	~15 l/kg ~1000 l beim Erwachsenen[155a]
Steady-state-Phase	$\mathbf{VR_{ss}}$	~20–100 l/kg ~5000 l beim Erwachsenen[89b]
Halbwertszeit		
initial	$t_{1/2}$	
i.v.		α 1 3–8 Min.[89b]
oral		α 2 4–6 Std.[89b]
nach Dauertherapie – in den ersten Tagen nach Absetzen der Therapie		β 1 4–10 Tage[89b]
– endgültig		β 2 30–120 Tage[89b]
totale Clearance	Cl	1–7 ml/kg/Min.[35, 36, 89b]
renale Clearance	Cl	15%
Ausscheidung unveränderter Substanz		0
Serumspiegel		
therapeutischer Bereich		1–2 µg/ml (Lit. s. S. 62)
toxischer Bereich		>2,5 µg/ml (Lit. s. S. 62)
peak		5–7 Std. (Lit. s. S. 67)

Forts. Tabelle 6

Dosierung	
Bolus	• möglichst lieber Kurzinfusion
Kurzinfusion	• 2,5 mg/kg in 20 Min. bei Patienten **mit Herzinsuffizienz** ~1 Ampulle in 20 Minuten beim Erwachsenen • 5 mg/kg in 20 Min. bei Patienten **ohne Herzinsuffizienz** ~2 Ampullen in 20 Minuten beim Erwachsenen
24-Stunden-infusion	• 1500 mg/Tag
oral	
Initialdosis	• 1200–1500 mg/Tag
Dauerdosis	• 200– 600 mg/Tag

Chemie

Mg: 681,8[107b]
pKa: 5,6[5] – 7,4[35]

Amiodaron ist ein Diäthylaminobenzofuran. Die Diäthylamino-Gruppe hat es mit vielen anderen Antiarrhythmika gemeinsam, den zweifach jodierten Benzolring mit dem Schilddrüsenhormon und das Grundgerüst mit Khellin, einer Substanz mit ausgeprägter muskelrelaxierender bzw. vasodilatatorischer Wirkung.
Der hohe Jodgehalt – 400 mg Amiodaron enthalten 150 mg Jod entsprechend 24 Tropfen Lugolscher Lösung[157b] – ist teilweise für die möglichen Komplikationen von seiten der Schilddrüse verantwortlich.
Amiodaron ist eine schlecht wasserlösliche Basis, die deshalb nicht besonders gut resorbiert wird, zur intravenösen Anwendung einen Stabilisator benötigt und sich aufgrund der hohen Lipophilie vorwiegend im Gewebe verteilt.

Bestimmungsmethoden

In früheren Studien wurden zur Bestimmung des Amiodaron indirekte Methoden, die den Jodanteil erfassen, verwendet. Die dabei ermittelte endgültige Halbwertszeit wird mit durchschnittlich 28 Tagen angegeben. Die neueren Untersuchungen[36b, 65a, 82b, 100a, 136, 155a] wurden mit der Flüssigkeits-Hochdruck-Gaschromatographie durchgeführt.
Vergleichende Untersuchungen zwischen den verschiedenen Bestimmungsmethoden ergaben teilweise eine weitgehend übereinstimmende Pharmakokinetik[26b]. In anderen Studien wurde darauf hingewiesen, daß die Halbwertszeit von Amiodaron wesentlich kürzer ist als die des Jod[183].

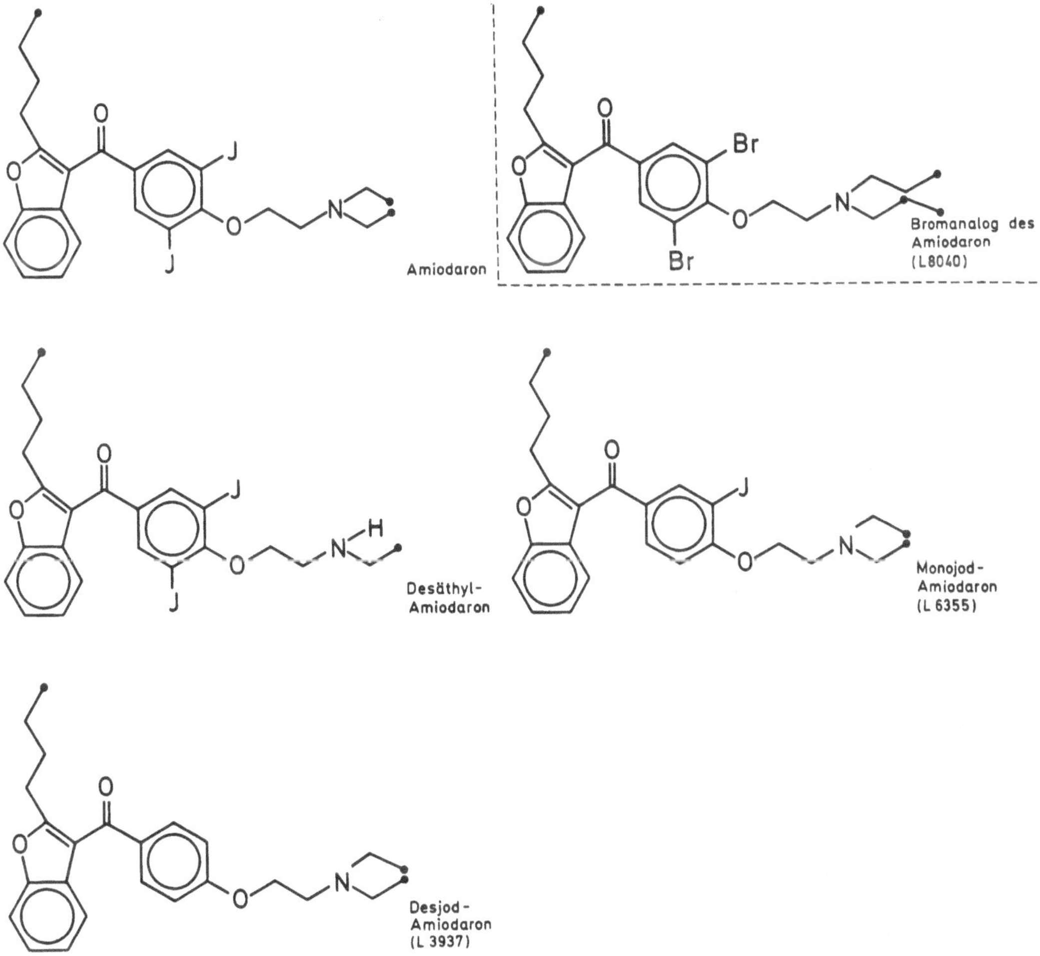

Abb. 9 **Strukturformeln** von Amiodaron und dessen Metaboliten Desäthylamiodaron Monojodamiodaron Desjodamiodaron sowie dem Amiodaron-Bromanalog, das ähnliche elektrophysiologische Wirkungen zeigt [174b].

Resorption und Bio-Verfügbarkeit

Die Bio-Verfügbarkeit ist mit 40–50%[5, 155a] relativ gering und außerdem mit vierfachen Schwankungsbreiten (20–90%)[5, 155a] sehr variabel. Ursachen dafür sind wahrscheinlich die schlechte Wasserlöslichkeit der freien Base und der pKa von 7,4, der dazu führt, daß die Substanz im ganzen Magen-Darm-Trakt im ionisierten Zustand vorliegt und daß die Ma-

genentleerungszeit einen wesentlichen Einfluß auf die Resorptionsquote hat. Für die geringe Bio-Verfügbarkeit wird teilweise eine geringe Resorptionsrate[2], teilweise auch ein ausgeprägter First-pass-Mechanismus in Leber und Galle[5] verantwortlich gemacht.
Der maximale Serumspiegel nach oraler Einnahme wird nach 5[35, 82b, 100a] bis 7[5] Stunden erreicht und zeigt große individuelle Schwankungen.

Eiweißbindung

Wegen der schlechten Wasserlöslichkeit und der Instabilität von Amiodaron in eiweißfreien Puffersystemen[5] ist das Ausmaß der Eiweißbindung nicht genau bestimmbar.
Aufgrund der praktisch fehlenden renalen Ausscheidung und Messungen der Speichelkonzentration[89b] sowie indirekter Bestimmungsmethoden (Ultrafiltration und Dialyse)[5] wird angenommen, daß die Eiweißbindung sehr hoch ist und daß kaum freies Amiodaron im Serum vorliegt.

Verteilung

In bezug auf die Verteilungskinetik wird von manchen Autoren ein
offenes 2-Kammern-System[155a]
von anderen ein
offenes 3-Kammern-System[36b]
angenommen.
Andere Untersucher fanden bei einzelnen Individuen unterschiedliche Verteilungs- und Eliminationsformen.
In bezug auf den Verteilungsraum ist bekannt, daß der
initiale VR_c
~ 15 l/kg entsprechend
~ 1000 l beim Erwachsenen beträgt und keine großen Differenzen zwischen gesunden Versuchspersonen und Patienten mit Rhythmusstörungen bestehen[155a].

Gesunde Versuchspersonen	9–17 l/kg[155a]	= 560–1360 l
Patienten mit supraventrikulären Rhythmusstörungen	7–21 l/kg[155a]	= 350–1680 l

und der endgültige Verteilungsraum
VR_{ss}
~ 60–100 l/kg
~ 5000 l[89b] beträgt.

Der Verteilungsraum von Amiodaron ist also immens und in der Initialphase etwa 5–10mal und in der Verteilungsphase 30–50mal größer als der anderer Antiarrhythmika.

Die **Halbwertszeit der Initialphase** (s. S. 61) wird allein durch die Verteilung aus der Blutbahn in die Gewebe geprägt. Eine nennenswerte Elimination im Stuhl oder Urin ist zu diesem Zeitpunkt noch nicht nachweisbar[82b].

Zur **Serum-Gewebsverteilung**[82b, 89b, 107b, 136] ist bekannt, daß Amiodaron sich in den Fettgeweben anreichert, wo die Konzentration dreimal höher ist als im Serum. Besonders hohe Konzentrationen wurden sonst auch im Herzen – wo gesundes Myokard wesentlich mehr Amiodaron enthält als aneurysmatische Bezirke[89c] – sowie in Leber und Niere gefunden. Die Haut enthält in sonnenexponierten Bezirken höhere Konzentrationen. Die höchsten Werte wurden in Gebieten mit Amiodaron-induzierten Hautveränderungen gefunden[89b]. Die Konzentration im Gehirn ist relativ gering[82b]. In bezug auf das Verhältnis von Amiodaron und dessen Metaboliten ist bekannt, daß der Serumspiegel von Amiodaron und Desäthylamiodaron in etwa in der gleichen Größenordnung liegt[89b]. Nach Absetzen des Amiodaron sinkt der Amiodaron-Spiegel rascher, der Desäthylamiodaron-Spiegel persistiert länger. (Das ständige Abfallen des Amiodaron-Spiegels bei noch vorhandenem Desäthylamiodaron-Spiegels wird daher teilweise zur Kontrolle über die Patienten-Compliance herangezogen.) Von den Geweben zeigt das Fettgewebe aufgrund der hohen Lipophilie der Muttersubstanz höhere Konzentrationen an Amiodaron, hingegen enthalten andere Gewebe höhere Konzentrationen von Metaboliten, die im Herz eine dreifach höhere Konzentration als Amiodaron erreichen können[89b, 121].

Konstante Serumspiegel werden erst erreicht, wenn die „Speicher" gefüllt sind. In diesem Zeitpunkt sind etwa 6,6–20,8 g Amiodaron im Körper enthalten[180a]. Die „Aufsättigungsphase" ist abgeschlossen, es beginnt die Steady-state-Phase.

Metabolismus

Zu dieser Frage ist bisher wenig bekannt. Der am längsten bekannte Metabolit ist Desäthylamiodaron, dessen Entstehung längere Zeit in Anspruch zu nehmen scheint, denn die ersten Spuren waren erst nach 4 Tagen im Serum festzustellen[136], und auch nach intravenöser Verabreichung konnte in der Frühphase kein Metabolit gefunden werden[89b].
Andere inzwischen nachgewiesene Metaboliten sind Monojodamiodaron (L 6355) und Desjodamiodaron (L 3937)[145].
Bisher ergeben sich aus der Kenntnis der Pharmakokinetik der Metaboliten keine großen klinischen Konsequenzen, weil die Frage, ob und inwieweit sie therapeutisch oder im Hinblick auf Nebenwirkungen aktiv sind, immer noch nicht geklärt ist.
Die **totale Clearance** für Amiodaron in der Steady-state-Phase wird mit 1–7 ml/kg/min[35, 36a, 89b] oder 25–27 l/Std. angegeben.
Der **Hauptausscheidungsweg** (80–85%) sind Leber und Galle[107b], über die Niere werden nur 15% ausgeschieden. Unverändertes Amiodaron wird über die Niere nicht eliminiert[107b].

Halbwertszeit

Bei Amiodaron bestehen erhebliche Unterschiede zwischen der Verteilungs-Halbwertszeit, die etwa in der gleichen Größenordnung wie bei den anderen Antiarrhythmika liegt, und der Eliminations-Halbwertszeit, die extrem lang ist und um so länger dauert, je länger vorher behandelt wurde.
Ursache für die extreme Verzögerung der Elimination ist wahrscheinlich die protrahierte Freisetzung der Substanz aus dem Fettgewebe.
Die Zeit, die vergeht, bis der maximale Serumspiegel auf die Hälfte abfällt, beträgt

nach intravenöser Kurzinfusion (10 Minuten)

$t_{½\,\alpha 1}$ 8 Minuten[89b]

nach oraler Gabe

$t_{½\,\alpha 2}$ 4–5 Stunden[89b].

Die endgültige Eliminations-Halbwertszeit nach Absetzen der Substanz besteht ebenfalls aus einer endgültigen

$t_{½\,\beta 1}$ 4–10 Tage

$t_{½\,\beta 2}$ 30–118 Tage[89b].

Über eine etwaige Beeinflussung der Halbwertszeit durch
Herzinsuffizienz
Leberinsuffizienz
(Niereninsuffizienz)
liegen bisher keine brauchbaren Angaben vor. *Riva*[155a] fand bei Kurzzeittherapie keine wesentlichen Unterschiede zwischen Gesunden und Patienten mit Rhythmusstörungen. *Andreason*[5] fand bei zwei Herzpatienten höhere, bei zwei antikoagulierten Patienten niedrigere Serumspiegel.
Die Aussagen sind aufgrund der kleinen Fallzahlen nicht sicher zu verwerten.
Bei Niereninsuffizienz sind aufgrund der fehlenden renalen Ausscheidung unveränderter Substanz keine diesbezüglichen Wirkungen zu erwarten. Über eine etwaige Kumulation von Metaboliten ist nichts bekannt.

Dosis-Spiegel-Wirkungs-Beziehung

Serumspiegel

Als **therapeutischer Spiegelbereich** in der Steady-state-Phase gelten Werte von
1–2 μg/ml[16, 82b]
Mit dem **Wiederauftreten von Rhythmusstörungen** nach Therapieabbruch ist im allgemeinen bei Werten von
< 0,5–1,0 μg/ml[82b]
zu rechnen.

Toxische Erscheinungen in der Steady-state-Phase werden im allgemeinen bei Werten von
> 2,5 μg/ml
gefunden[16, 82b].

In der **Steady-state-Phase** besteht eine Korrelation zwischen eingenommener Dosis/kg KG und dem Serumspiegel, wobei – wie aus der Abb. 10 zu ersehen ist – der mittlere therapeutische Spiegel von 1,5 μg/ml mit einer Dosierung von etwa 6 mg/kg (oder ~400 mg für Erwachsene) zu erreichen ist[82b].
In dieser Phase sind die Serumspiegel – wegen der langen Halbwertszeit – auch bei einmaliger täglicher Gabe konstant.

In der **Initialphase** hingegen zeigen die Serumspiegel sehr starke Schwankungen (s. a. S. 67; Spiegelverlauf) und auch – wie aufgrund der Pharmakokinetik nicht anders zu erwarten – keine feste Relation zur Dosis/kg[82b]. Nach längerer Behandlungsdauer ist im Serum neben Amiodaron auch Desäthylamiodaron ein Metabolit (s. a. S. 61) nachweisbar (s. Abb. 11).

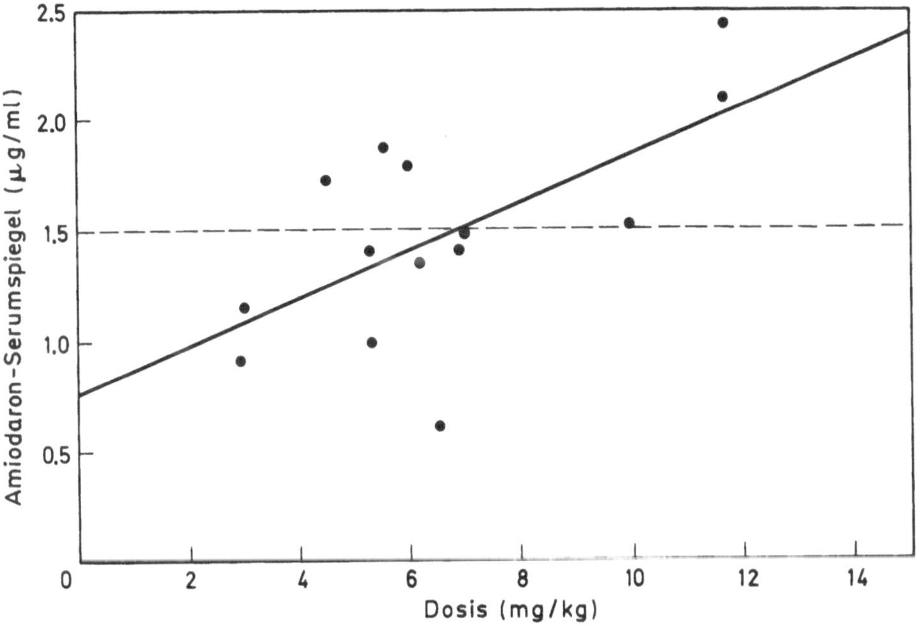

Abb. 10 Verhältnis zwischen Amiodaron-Serumspiegel und Dosis/kg in der „steady-state"-Phase (aus [59b]).

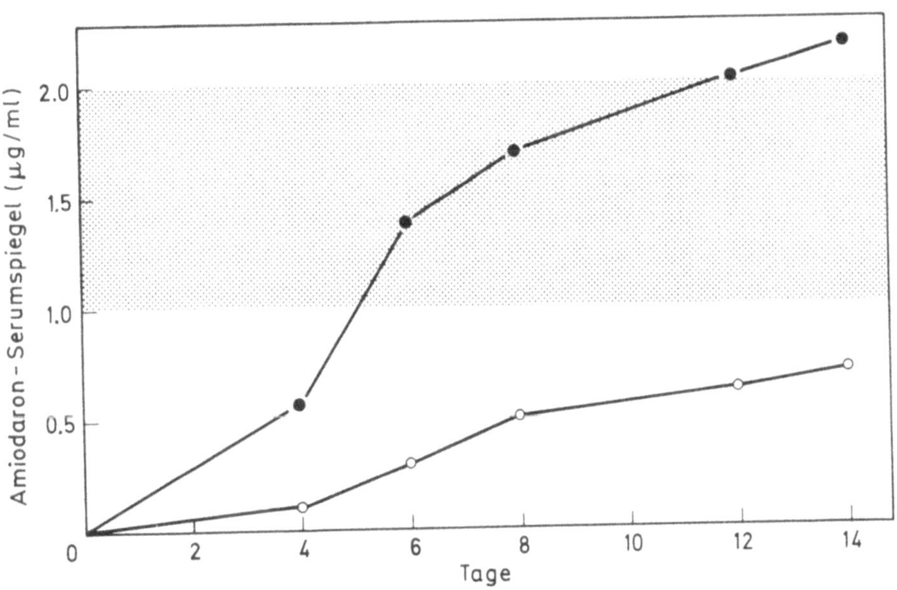

Abb. 11 Serumspiegel von Amiodaron und Desäthylamiodaron unter oraler Behandlung mit 1000 mg Amiodaron/Tag (aus [136])

• Amiodaron

○ Desäthylamiodaron.

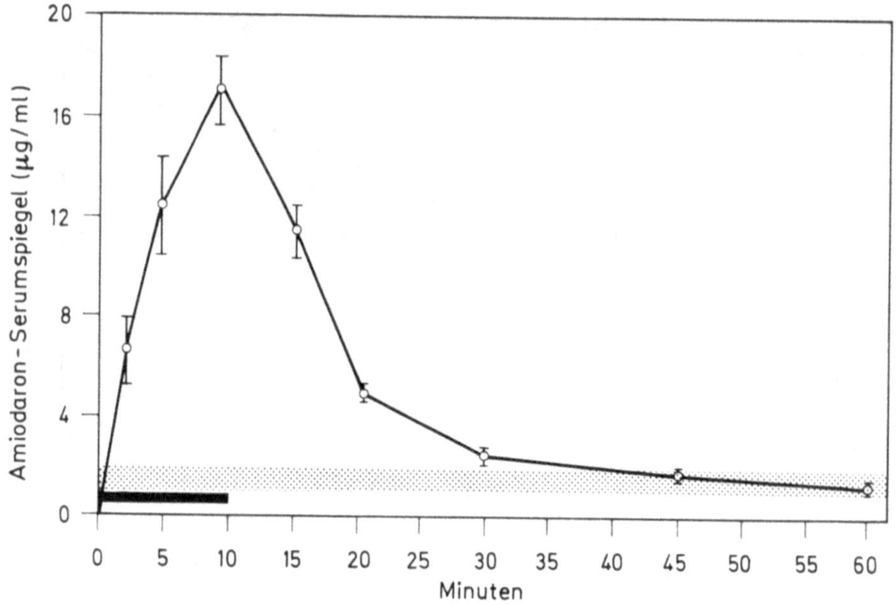

Abb. 12a Amiodaron-Serumspiegel unter 10-Minuten-Infusion (5 mg/kg) (aus [89c]) (zu S. 66).

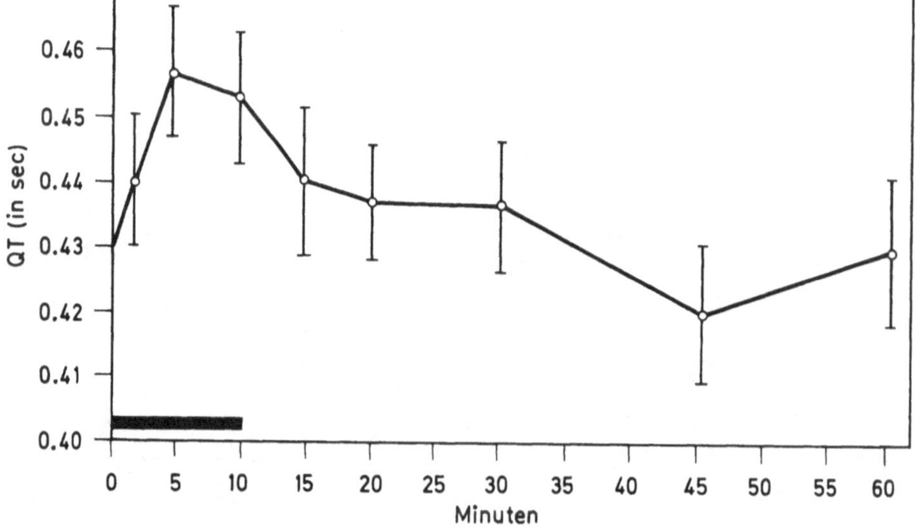

Abb. 12b Verlauf der relativen QT-Zeit unter 10-Minuten-Infusion (aus [89c]) (zu S. 66).

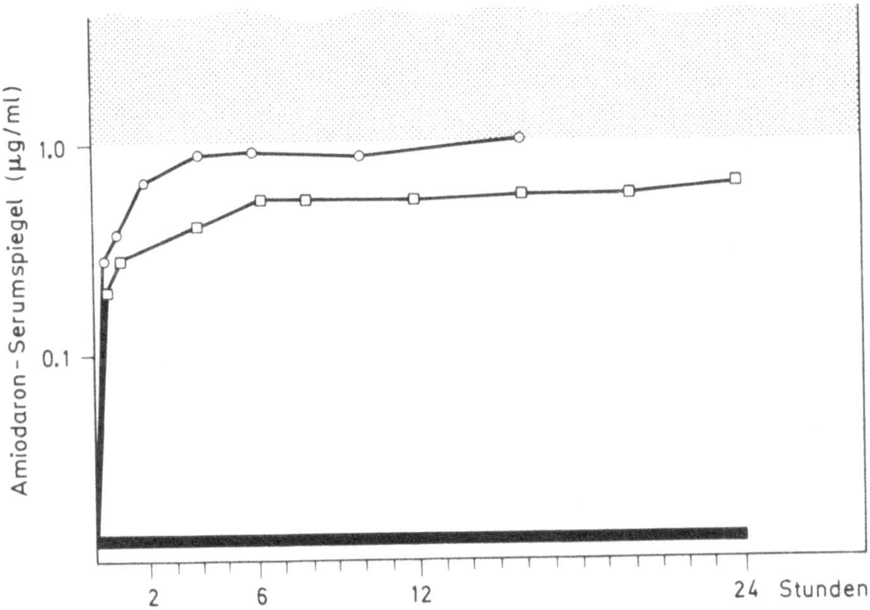

Abb. 13 Amiodaron-Serumspiegel – im subtherapeutischen Bereich (!) – unter 24-Stunden-Dauerinfusion mit 600 mg Amiodaron (2 Patienten) (aus [36a]) (zu S. 66).

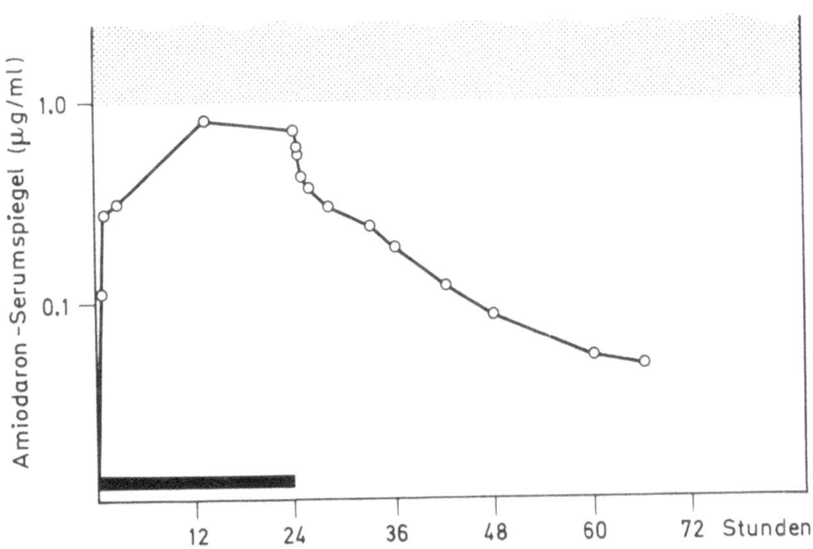

Abb. 14 Amiodaron-Serumspiegelverlauf – im subtherapeutischen Bereich – unter und nach 24-Stunden-Dauerinfusion mit 600 mg Amiodaron (aus [36a]) (zu S. 66).

Spiegelverlauf

Nach **intravenöser Bolusinjektion**

Da schon unter der Kurzinfusion (s. u.) sehr hohe Serumspiegel erreicht werden, scheint die Bolusinjektion kaum erforderlich.

Nach **intravenöser Kurzinfusion** von 5 mg/kg in 10 Minuten[89b]

entsprechend ~2 Ampullen (= 300 mg) in 10 Minuten bei Erwachsenen wird der maximale Spiegel von 18 µg/ml bei Infusionsende erreicht (s. Abb. 12a). Anschließend erfolgt ein steiler Spiegelabfall, der ca. 20–30 Minuten nach Infusionsende etwas flacher wird.

Unter **24-Stunden-Dauerinfusion**

Die wenigen bisher vorliegenden Spiegel-Untersuchungen bei einer 24stündigen Dauerinfusion zeigen (s. Abb. 13, 14), daß der Spiegel bei einer Dosierung von 600 mg/24 Std. in den ersten Stunden steil ansteigt, dann über den Infusionsraum ziemlich konstant bleibt, aber den unteren therapeutischen Spiegel von 1,0 µg/ml kaum erreicht und nach Infusionsende wieder relativ steil abfällt.

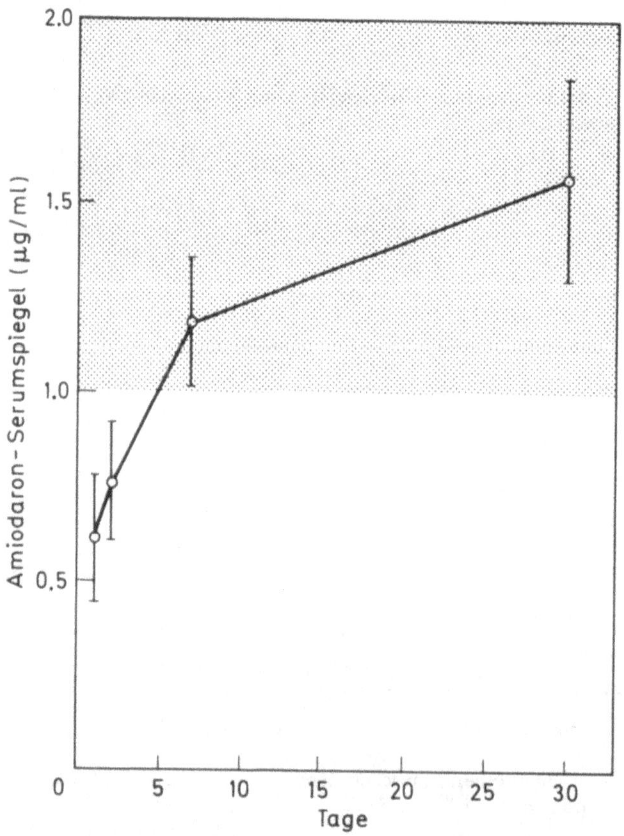

Abb. 15 Amiodaron-Serumspiegelverlauf bei Therapiebeginn mit oralen Dosen von 3 × 200 mg/Tag (aus [5]).

Unter **oraler Behandlung**

Beginnt man die Behandlung mit 600 mg (3 Tabletten) Amiodaron täglich – wie das in den meisten älteren Studien gemacht wurde –, so wird der untere therapeutische Spiegel von 1,0 μg/ml, wie aus der Abb. 15 zu ersehen ist, erst zwischen dem 5. und 10. Tag, der mittlere therapeutische Spiegel von 1,5 μg/ml hier erst nach 30 Tagen und der Steady-state-Spiegel noch später erreicht.

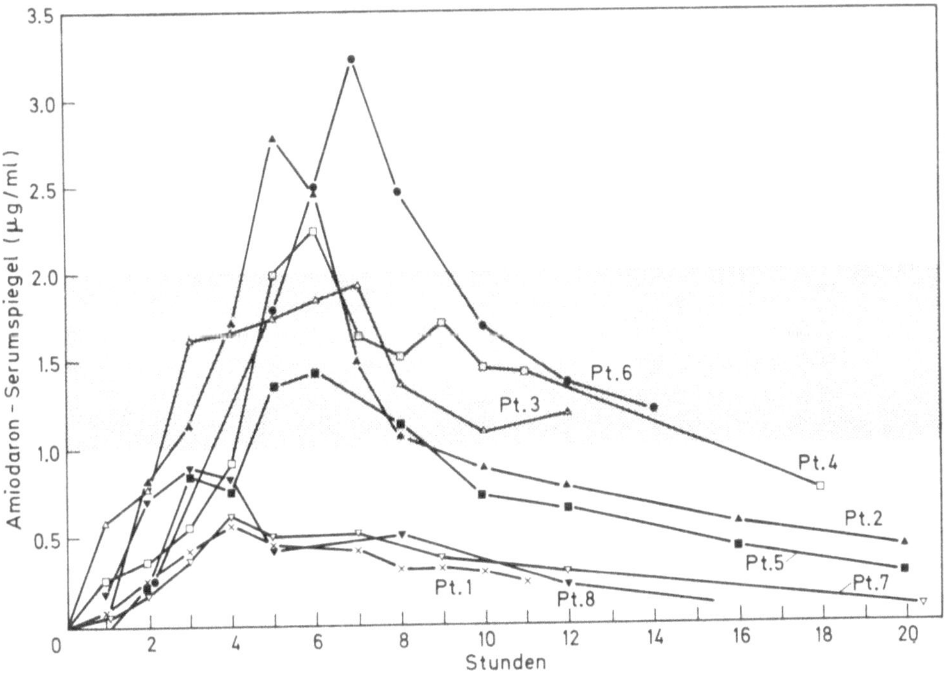

Abb. 16 Amiodaron-Serumspiegel nach oraler Einzeldosis von 800 mg (8 Patienten) (aus [82b]).

Die angegebenen Werte können natürlich bei dem einzelnen Patienten je nach individueller Halbwertszeit und Umfang des Verteilungsraums (Fettgewebe) erheblich variieren.

Betrachtet man die Verhältnisse in den ersten Behandlungstagen, in denen bei den oben angegebenen Dosierungen immer wieder über das Ausbleiben therapeutischer Effekte geklagt wird, etwas genauer, so sieht man aus der Abb. 16, daß selbst nach Einzelgaben von 800 mg (4 Tabletten) etwa die Hälfte der Patienten den therapeutischen Spiegel nicht erreicht und nach 1 Tag einen so niedrigen Ausgangsspiegel hat, daß auch nach Gabe der nächsten 800 mg der therapeutische Spiegel nicht zu erreichen ist.

Die andere Hälfte der Patienten erreicht den therapeutischen Spiegel – aber nur für wenige Stunden, dann fällt er relativ steil wieder ab. Bei einigen Patienten kommen jedoch selbst bei der Dosierung von 800 mg/Tag recht hohe Spiegelspitzen bis in den toxischen Bereich hinein zustande. Noch eindrücklicher ist das aus der Abb. 17 zu ersehen, bei der die Tagesdosis von 1400 mg auf einmal verabreicht wurde und der Spiegel bis auf 12 μg/ml stieg. Derartige Spiegelspitzen sind wahrscheinlich die Ur-

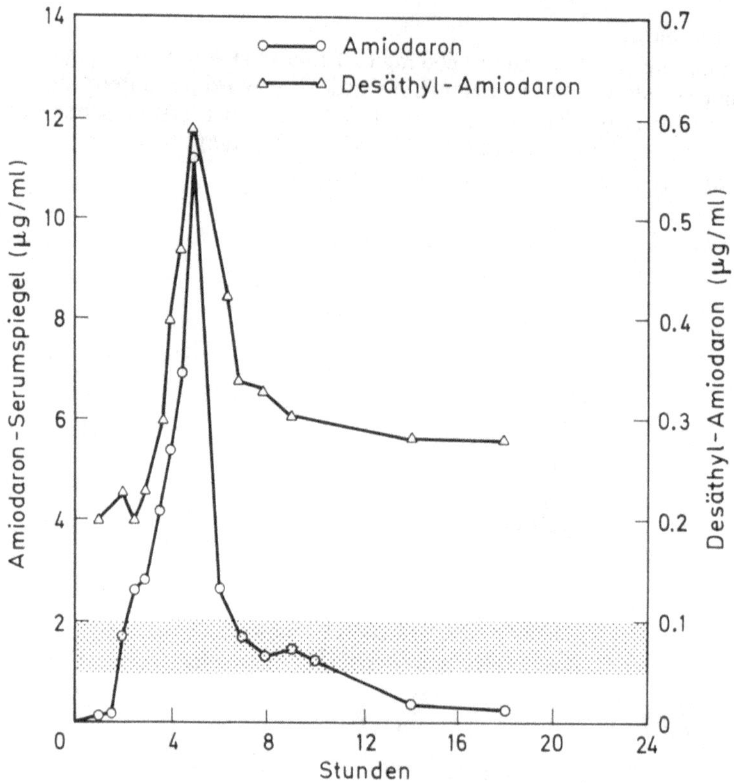

Abb. 17 Amiodaron- (und Desäthylamiodaron-)Spiegel weit über dem therapeutischen Bereich (!) nach oraler Einzeldosis von 1400 mg (aus [82b]).

sache für den sogenannten „**injektionsartigen Effekt**", der auf S. 75 besprochen wird. Aus den genannten Daten und aus der Abb. 18, die zeigt, daß in einem größeren Patientenkollektiv bei Verabreichung der Tagesdosis auf einmal der therapeutische Spiegel nur insgesamt 4 Stunden am Tag überschritten wird, ist leicht zu ersehen, daß es nicht sinnvoll ist, in der Aufsättigungsphase schon die ganze Tagesdosis auf einmal zu verabreichen. Die Empfehlung zu diesem Vorgehen, nach der fast alle bislang vorliegenden Studien durchgeführt wurden, beruht auf falschen Analogieschlüssen zu den Verhältnissen in der Steady-state-Phase, in der wegen der extrem langen Halbwertszeit wirklich die einmalige tägliche Verabreichung voll ausreicht. Der Abfall des Serumspiegels in der Frühphase (d. h. bis zum Zeitpunkt, in dem die Speicher gefüllt sind) wird aber nicht durch die Eliminations-Halbwertszeit, sondern durch die Verteilungs-Halbwertszeit geprägt, und diese ist bei Amiodaron keineswegs länger als die Eliminations-Halbwertszeit der meisten übrigen Antiarrhythmika.

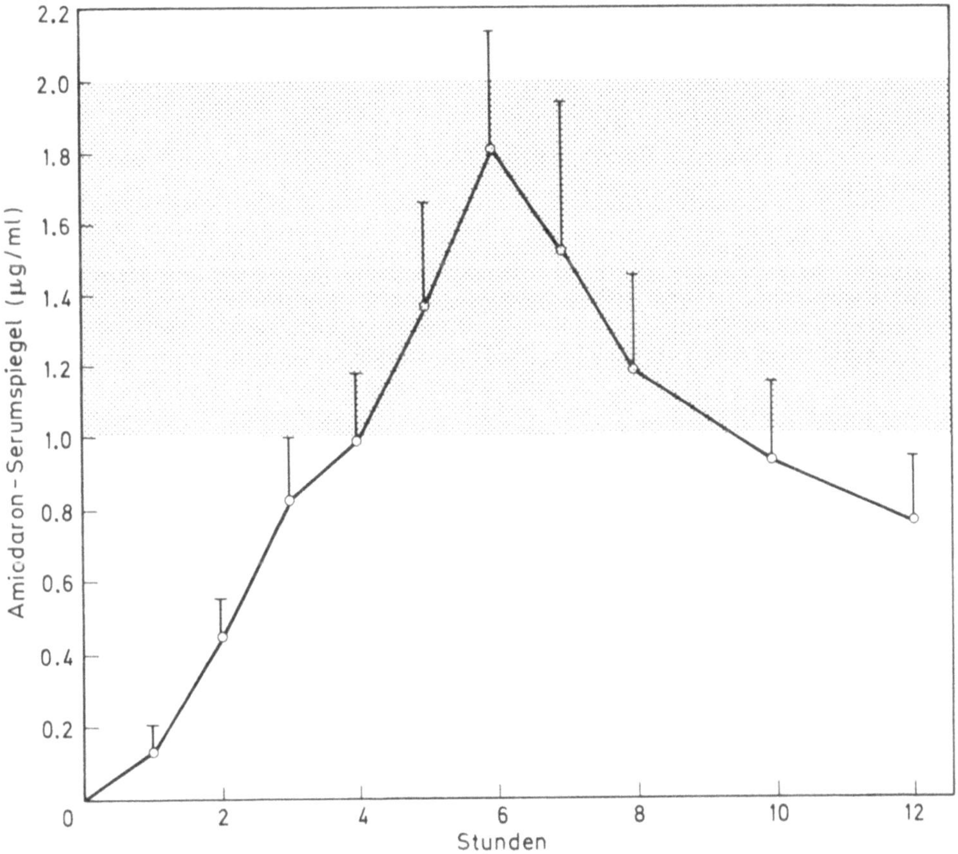

Abb. 18 Amiodaron-Serumspiegel. Mittelwerte von 8 Patienten nach einer oralen Einzeldosis von 800 mg (aus [100a]).

Wirkungseintritt – Wirkungsdauer

Es wird heute angenommen[130a, 136], daß der maximale therapeutische Effekt mit der maximalen Verlängerung der QT-Zeit zusammenfällt. Dies gilt sowohl für die intravenöse als auch für die orale Verabreichung.

Bei **intravenöser Bolusinjektion**
tritt der therapeutische Effekt gewöhnlich bereits unter der Injektion auf und ist nach 20–60 Minuten wieder weitgehend abgeklungen[12b].

Bei **intravenöser Kurzinfusion** (5 mg/kg in 10 Minuten)
wurden der therapeutische Effekt und die maximale QT-Verlängerung auch schon vor Infusionsende beobachtet[89c].
Die therapeutische Wirkung hielt ebenfalls ½–1 Stunde an, und die QT-Zeit war bereits nach ½ Stunde wieder zum Ausgangswert zurückgekehrt (s. Abb. 12b)[89c].

Bei **intravenöser Dauerinfusion** (1500 mg/24 Stunden)

wird im Anschluß an die Initialdosis eine intravenöse Dauerinfusion mit ausreichenden Dosen (s. o.) angeschlossen, so läßt sich auch bei ventrikulären Rhythmusstörungen (Kammertachykardie, Salven, Bigeminus) in 2–4 Stunden eine mehr als 90%ige Suppression erreichen[90].

Die Wirkung kann nach Beendigung der Dauerinfusion nach einigen Stunden wieder abklingen.

Bei **oraler Behandlung**

Hierbei ist der Wirkungseintritt in hohem Maße abhängig von der Dosierung und die Wirkdauer von der Länge der vorausgegangenen Therapieperiode.

Im Gegensatz zu den meisten anderen Medikamenten kann der therapeutische Effekt bei Amiodaron einerseits sehr lange auf sich warten lassen und andererseits die Behandlungsphase um viele Monate überdauern.

Wirkungsbeginn

Ein Beginn der Therapie mit Erhaltungsdosen (z. B. 200–400 mg/Tag) ist nicht sinnvoll, da die Wirkung erst nach mehreren Wochen eintritt[150b]. Bei den früher üblichen Initialdosen von 600 mg beobachtet man[157b]

am 4. Tag den Beginn von	am 7.–10. Tag das Maximum von
Bradykardie	Bradykardie und
QT-Verlängerung	QT-Verlängerung
antiarrhythmischer Wirkung	

Bis zur vollen therapeutischen Wirkung werden häufig noch längere Zeiträume gebraucht.

Rakita[150b] beobachtete eine volle Suppression ventrikulärer Rhythmusstörungen

bei Gabe von

1400 mg am 1. Tag und 800 mg in der 1. Woche	nach 12 Tagen und einer Gesamtdosis von 8 g
1400 mg täglich	nach 10 Tagen bei einer Gesamtdosis von 13 g

Die erforderliche Sättigungsdosis liegt also bei ~10 g und ist abhängig vom Verteilungsraum.

Aufgrund der obengenannten Erfahrungen und pharmakokinetischer Überlegungen wurden in letzter Zeit höhere Initialdosen von

1000–2000 mg gewählt[102, 114, 118d, 122, 130a, 157b] und führen dann im allgemeinen schon nach 36–48 (bis 72) Stunden zum therapeutischen Effekt.

Wirkungsdauer

Die Wirkungsdauer ist sehr unterschiedlich und im hohen Maße abhängig davon, wie lange vorher behandelt wurde.

Nach intravenöser Injektion oder Kurzinfusion klingt der therapeutische Effekt bereits in ½–1 Stunde wieder ab, d. h., daß Amiodaron in dieser Phase zu den gut steuerbaren Antiarrhythmika gehört, was auf den ersten Blick – angesichts der extrem langen Halbwertszeit – verwundert, aber aufgrund der oben angeführten pharmakokinetischen Gesichtspunkte verständlich ist, weil die zugeführte Substanz ins Gewebe abströmt und damit in der Blutbahn und am Herzen nicht mehr verfügbar ist. Die klinischen Erfahrungen über die relativ kurze Wirkungszeit des Amiodaron – ebenso im Hinblick auf die antiarrhythmische Wirkung als auch auf die Verlängerung der QT-Zeit[12b, 89c, 90] – steht im Einklang mit der relativ kurzen Verteilungs-Halbwertszeit des Amiodaron, die, wie oben bereits näher erläutert, die Wirkungskinetik in der Initialphase bestimmt.

Nach oraler Behandlung ist die Wirkdauer wiederum abhängig von der vorausgegangenen Therapiephase, außerdem wurde auch eine unterschiedliche Wirkdauer je nach der Art der Rhythmusstörung beobachtet, was möglicherweise darauf zurückzuführen ist, daß ventrikuläre Rhythmusstörungen – wie man es auch von anderen Antiarrhythmika her kennt – oft höhere Wirkspiegel benötigen.
Im einzelnen beobachtete *Rosenbaum*[157b], gemessen am Therapieerfolg,

nach einer relativ kurzen Behandlungsdauer von
1–2 Monaten ein Wiederauftreten der Rhythmusstörungen nach
10–14 Tagen,
nach Langzeitbehandlung (mehrere Monate)
bei symptomatischen ventrikulären Tachykardien nach
45–60 Tagen
bei symptomatischen supraventrikulären Tachykardien nach
50–270 Tagen.

Die wiederkehrenden Tachykardieanfälle waren zunächst noch seltener und langsamer als vor der Behandlung, um erst im Laufe von weiteren 10–15 Tagen wieder das von früher her bekannte Ausmaß zu erreichen[157d].

Therapeutische Anwendung

Kontraindikationen

Auf die Relativität von Kontraindikationen bei der Behandlung mit Antiarrhythmika wurde bereits auf S. ✳✳ eingegangen.
Im einzelnen gelten als Kontraindikationen gegen Amiodaron

Jodallergie

Kardiogener Schock
soweit nicht rhythmogen bedingt

Kardiomegalie
gegen die Bolusinjektion, nicht gegen andere Applikationsformen

Sinusbradykardien
(mit gewissen Einschränkungen, s. S. 23)

AV-Block II. und III. Grades
auch Hinweise auf die intermittierende (!) Form (s. a. S. ✳✳), sofern kein Elektrodenkatheter liegt.

AV-Block I. Grades, unifaszikulärer oder bifaszikulärer Block
Hier wurde bei den meisten Fällen keine Zunahme der Blockierung beobachtet[12b]. Die Behandlung darf natürlich nur unter Intensivbedingungen und gegebenenfalls unter Elektrodenkatheterschutz erfolgen.
In Einzelfällen mit vorbestehenden Störungen der Erregungsbildung und -leitung und anderweitig therapieresistenten symptomatischen Rhythmusstörungen erforderte die Dauertherapie mit Amiodaron eine gleichzeitige Schrittmacherversorgung.

Langes QT-Syndrom
Auch bei dieser Störung ist die Einstellung unter strengster Überwachung angezeigt (s. a. S. 43), sie kann jedoch aufgrund der bisher vorliegenden Erfahrungen (s. a. S. 34) nicht als absolute Kontraindikation angesehen werden.

Weiter sind an Kontraindikationen zu nennen
Schilddrüsenerkrankungen (s. S. 52)
Frauen im gebärfähigen Alter[107b]
wobei allerdings in den bisher beobachteten Graviditäten (9 Fälle)[202g] keine Störungen bei Mutter und Kind beobachtet wurden.

Akute Nebenwirkungen (s. S. 39)

Bei Bolusinjektion
akute Zwischenfälle möglich (s. S. 40, 41)
Bei Kurzinfusion
hämodynamische Effekte (s. S. 74)

Hauptindikationen (s. S. 20 ff.)

Vorbereitende Maßnahmen

Zentralen venösen Zugang wegen sehr schlechter Venenverträglichkeit. Wenn möglich Schilddrüsen-Ausgangswerte (s. S. 55).

Überwachungsbogen (Abb. 19) anlegen.

AMIODARON-ÜBERWACHUNGSBOGEN

Patient:

ausgeschlossen:
☐ Jodallergie
☐ Struma
☐ Schilddrüsenerkr.

	FT_4	T_3	rT_3	TSH
Amiodaron-Therapie-Effekt $T_4 < T_3, rT_3$	↑ (≤20%)	↓	↑ therap. 2-4fach toxisch 5-6fach	
Hypothyreose unter Amiodaron	↓	ohnehin niedrig		↑
Hyperthyreose unter Amiodaron sicher	↑ (>20%)	↑		wie üblich zu verwerten
Hyperthyreose unter Amiodaron fraglich	↑ (<20%)	normal		

Amiodaron-Dosierung vom bis mg	Kontr. vom	FT_4	T_3	rT_3	TSH	Amiodaronsp.	EKG Fr.	EKG PQ	EKG QRS	EKG QT	EKG QTC	Sonstiges

Abb. 19

Dosierung

Während mit der oralen Anwendungsform ausgedehnte Erfahrungen vorliegen, gibt es über die intravenöse Applikation bisher nur wenige brauchbare Studien.
Daß sich der Wirkungseintritt (s. a. S. 69; Pharmakologie) durch intravenöse Infusion zu einem gewissen Grad, aber auch durch im Anfang ausreichend hohe und öfter applizierte orale Einzeldosen – entgegen früherer Auffassung – erheblich beschleunigen läßt, wurde bereits oben (s. S. 70) besprochen. Ebenso sind die bisher verfügbaren Daten über den Spiegelverlauf unter den verschiedenen Anwendungsformen auf S. 62 ff. aufgeführt.

Die bisher vorliegenden Erfahrungen mit der intravenösen Applikationsform zeigen, daß

die **Bolusinjektion von 5 mg/kg**

- ▶ bei allen Patienten zu einem kurzfristigen Blutdruckabfall und
- ▶ Flush führt[90];

die **5-Minuten-Infusion von 5 mg/kg**

- ▶ bis zur 4. Minute gut toleriert wird, dann aber eine
- ▶ Minderung der kardialen Kontraktilität auftritt[153];

die **10-Minuten-Infusion von 5 mg/kg**

schon vor Infusionsende den

- ▶ maximalen therapeutischen Effekt und die
- ▶ maximale QT-Verlängerung bewirkt und
- ▶ ohne klinisch faßbare hämodynamische Nebenwirkungen,
- ▶ insbesondere ohne Blutdruckabfall verläuft[89c] und mit
- ▶ sehr hohen Amiodaron-Serumspiegeln (s. a. S. 64) einhergeht[89c].

Aus den bisher vorliegenden Studien ergeben sich folgende Gesichtspunkte für die einzelnen Applikationsformen:

Bolusinjektion
Da unter der intravenösen Injektion von 5 mg/kg KG häufiger akute Komplikationen (s. a. S. 39) gesehen wurden, kommt diese höchstens für Notfälle (s. a. S. 28; therapieresistentes rezidivierendes Kammerflimmern) in Betracht. Wahrscheinlich ist aber selbst hier – mindestens unter klinischen Bedingungen – die 10-Minuten-Infusion vorzuziehen.

Kurzinfusion
Nach dem oben Gesagten ergibt sich, daß die Kurzinfusion von 5 mg/kg KG wahrscheinlich – abgesehen von ganz dringlichen Fällen – besser noch etwas langsamer als in Form der 10-Minuten-Infusion, also z. B. im Sinne einer 20-Minuten-Kurzinfusion einlaufen sollte. Bis umfangreichere Erfahrungen vorliegen, ist es wahrscheinlich richtig, auch für die Kurzinfusion die bisher für die Bolusinjektion angegebene gestaffelte Dosierung[12b] zu beachten, d. h.:

- 2,5 mg/kg ~ 125–200 mg bei Erwachsenen
  für Patienten **mit eingeschränkter Herzfunktion**
- 5 mg/kg ~ 250–400 mg bei Erwachsenen
  für Patienten **mit guter Herz-Kreislauf-Situation.**

Intravenöse Dauerinfusion
Während Dosierungen von 600–1000 mg/24 Std. höchstens bei einem Teil der Patienten und nach längerer Anlaufzeit zu therapeutischen Effekten führen, gelingt es – nach einer intravenösen Initialdosis – mit

- 1500 mg (10 Ampullen à 150 mg)/24 Std., gewöhnlich binnen
  2–4 Stunden eine weitgehend komplette Suppression ventrikulärer Rhythmusstörungen zu erzielen[90].

Wegen der schlechten Venenverträglichkeit empfiehlt es sich, möglichst frühzeitig überlappend mit der oralen Behandlung zu beginnen.

AMIODARON – 20-Minuten-Infusion

für Patienten mit Herzinsuffizienz
- 2,5 mg/kg ~ 1 Amp. Cordarex® = 150 mg

für Patienten ohne Herzinsuffizienz
- 5 mg/kg ~ 2 Amp. Cordarex® = 300 mg

} (in 40 ml Lävulose)

Pos. 8 (= 120 ml/Std.
= 40 ml in 20 Min.)

⚠ langen Kanal

1 Amp. = 3 ml = 150 mg; 1 ml enthält 50 mg

AMIODARON – 24-Stunden-Dauerinfusion

10 Amp. Cordarex® (= 1500 mg = 30 ml) unverdünnt

Pos. 1 (0,6 ml/Std.) ~ 750 mg/24 Std. (720 mg/24 Std.)
Pos. 2 (1,2 ml/Std.) ~1500 mg/24 Std. (1440 mg/24 Std.)

⚠ langen Kanal
wenn möglich 500–1000 ml Lävulose durch den gleichen Kanal
Wenn Rhythmusstörungen beseitigt, versuchsweise auf Pos. 1 reduzieren

1 ml = 50 mg

Orale Dosen in der Aufsättigungsphase
Aufgrund der obengenannten pharmakokinetischen Gesichtspunkte (s. a. S. 67) sind in der Aufsättigungsphase relativ hohe Dosen erforderlich:
- 1200–1800 mg (6–9 Tabletten)/Tag

Das sind Dosen, mit denen es gewöhnlich gelingt, nach 1–2 Tagen therapeutische Effekte zu erzielen oder die mit der intravenösen Dauerinfusion erzielten Erfolge aufrechtzuerhalten.
Die Einzeldosen sollten in der Aufsättigungsphase – im Gegensatz zur Dauertherapie – *nicht* als einmalige Tagesdosis, sondern entsprechend der Verteilungs-Halbwertszeit von 4 Stunden in mindestens 6 Einzeldosen – bei Übelkeit eventuell noch stärker fraktioniert – gegeben werden (s. a. S. 68; Pharmakokinetik u. Nebenwirkungen im Sinne des „injektionsartigen Effekts“). Mit Abschluß der Sättigungsphase oder *spätestens* nach einer Woche wird auf die Erhaltungsdosis zurückgegangen.

Hinweise auf Abschluß der Sättigungsphase sind:

- ▶ Unterdrückung der Rhythmusstörung – im Anschluß an ein immer
- ▶ länger werdendes Kupplungsintervall –
- ▶ Frequenzsenkung
- ▶ Übelkeit und andere Nebenwirkungen (s. a. S. 48)

Orale Erhaltungsdosen
Die erforderlichen Erhaltungsdosen liegen bei

- 200–600 mg/Tag

Bei den meisten Patienten mit gravierenden Rhythmusstörungen werden Dosen von

- 400 mg/Tag

gebraucht.
Dosierungen von

- 800 mg/Tag

werden *nach* der Aufsättigungsphase selten ohne Nebenwirkungen toleriert. Die gelegentlich noch empfohlene intermittierende Dosierung (mit Wochenendpausen) ist sinnlos[180d, 211], unter anderem, weil sich ein Spiegelabfall – wenn überhaupt – sicher eher am Herzen als etwa am Auge bemerkbar machen würde.
Bei **Dosierungsänderung** ist die extrem lange Halbwertszeit des Amiodaron zu beachten, die dazu führt, daß sich Folgen der Dosisänderung, wie z. B. das Wiederauftreten von Rhythmusstörungen bei Dosisverminderung oder Nebenwirkungen bei Dosiserhöhung, erst nach sehr langer Zeit, durchschnittlich nach 3 Monaten (je nach individueller Halbwertszeit zwischen 14 Tagen und vielen Monaten), bemerkbar machen!
Einzelne Spättodesfälle in verschiedenen Studien sind möglicherweise in diesem Zusammenhang zu sehen.
Auch die Patienten müssen wissen, daß ihnen Gefahr droht, wenn sie das Medikament weglassen, selbst dann, wenn es ihnen einige Zeit nach Absetzen gutgeht.

Dosierungsanpassung bei Organinsuffizienz

Bisher gibt es weder systematische Untersuchungen zu dieser Frage noch Hinweise darauf, daß Amiodaron – wie andere Antiarrhythmika – bei Herzinsuffizienz, Leberinsuffizienz oder Niereninsuffizienz kumulieren würde. Da Amiodaron nicht unverändert renal ausgeschieden wird, ist mit einer Kumulation der Substanz bei Niereninsuffizienz auch nicht zu rechnen. Über das Verhalten der Metaboliten ist nichts bekannt.
Festgestellt wurde bislang lediglich, daß der Wirkungseintritt bei schwerer Herzinsuffizienz mit 12–16 Tagen deutlich später auftritt als beim Vergleichskollektiv (durchschnittlich 9 Tage)[102]. Wahrscheinliche Ursache ist eine verminderte Resorption bei Stauung.

Wechselwirkungen

Wirkungsverstärkung
Aufgrund seiner Hauptwirkungseigenschaft zeigt Amiodaron eine Wirkungsverstärkung mit Substanzen, die

- ▶ die Sinusfrequenz senken
- ▶ die AV-Überleitung (N-Region) verzögern, das sind z. B.
  Digitalisglykoside
  Calciumantagonisten – Verapamil
  β-Rezeptorenblocker.

Kombinationen mit Digitalisglykosiden führen – sofern die unten angegebenen Richtlinien zur Dosisanpassung beachtet werden – im allgemeinen zu keinen Problemen.
Die **Kombination von Amiodaron mit Verapamil oder β-Rezeptorenblockern** hat sich in Sonderfällen (z. B. sehr schnelle Überleitung bei Vorhofflimmern, trotz Digitalisierung) bei vorsichtiger Einstellung als effektiv erwiesen[188]. Auch wegen Tremor wurden gelegentlich gleichzeitig kleine Dosen (2–3mal 10 mg) Propranolol verabreicht[86c] und gut vertragen.
Die akute intravenöse Applikation einer dieser Substanzen bei bestehendem Vorspiegel einer der anderen kann jedoch – wie auch aus den Studien über Verapamil bekannt – zu Komplikationen führen[12b].
In bezug auf andere Effekte, wie die

▶ Verlängerung der effektiven Refraktärzeit von Vorhof und Kammer,
sind wirkungsverstärkende Effekte zu erwarten von
Chinidin
Disopyramid
Procainamid und
Flecainid.

Entsprechend wurde ein langes QT-Syndrom mit entsprechenden Rhythmusstörungen (s. a. S. 43) bisher für die Kombinationsbehandlung von Amiodaron mit Chinidin und Disopyramid[103, 186a+b] und auch für die Kombination Amiodaron mit Propafenon oder Mexiletin[186b] mitgeteilt. Außerdem wurde unter der Kombinationsbehandlung Amiodaron-Flecainid[24c] bei einem Patienten eine so starke Verlängerung der effektiven Refraktärzeit gefunden, daß eine Defibrillation wegen Kammertachykardie scheiterte.

In bezug auf die Kardioversion von Vorhofflimmern gibt es unterschiedliche Angaben. Einige Autoren behaupten, daß es die Defibrillation erschwert[115c], andere, daß sie nicht beeinflußt wird[12b, 192], und weitere[125], daß sie erleichtert wird.

Zur Frage, ob und wieweit Amiodaron einen Einfluß auf die **Schrittmacherreizschwelle** (s. S. 16) hat, liegen bisher noch keine Erfahrungen vor.

Kombination mit anderen Antiarrhythmika
Die Frage nach einer eventuellen Kombination wurde sowohl für die Frühphase bis zum Wirkungseintritt des Amiodaron als auch für therapieresistente Patienten als Dauertherapie diskutiert.
Jede derartige Kombination ist problematisch, solange nicht bekannt ist, inwieweit sich die verschiedenen Effekte dieser Antiarrhythmika addieren oder eventuell auch aufheben. Nach Möglichkeit sollten derartige Kombinationen deshalb vermieden werden[180d]. Insbesondere in der Frühphase scheint es im allgemeinen sinnvoller, zunächst durch ausreichend hohe intravenöse Dosen (s. o.) einen möglichst raschen Wirkungseintritt herbeizuführen.

In bezug auf die Dauertherapie resistenter Fälle wurden verschiedene Kombinationen eingesetzt, ohne daß sich daraus bisher Erfahrungen mit therapeutischen Konsequenzen ableiten ließen, zumal die Frage der Nebenwirkungen bei Kombinationsbehandlung bisher nicht ausreichend geklärt ist. Daß die Kombination mehrerer Antiarrhythmika mit der Tendenz zur Verlängerung der QT-Zeit, wie Amiodaron, Chinidin, Disopyramid, Procainamid und Flecainid, mit einem erhöhten Risiko in bezug auf langes QT-Syndrom und polymorphe Tachykardie einhergeht, ist bekannt und aufgrund des Wirkungsmechanismus nicht anders zu erwarten. Auf die Möglichkeit „gefährlicher Interaktionen zwischen Amiodaron und Antiarrhythmika der Klasse I“ wurde kürzlich in einer provisorischen Mitteilung hingewiesen. Die Autoren[186b, 189b] berichten über 6 Patienten, bei denen die

Kombinationsbehandlung von Amiodaron mit Chinidin oder Disopyramid oder Propafenon oder Mexiletin zu langem QT-Syndrom mit teils spontanen und teils unter Belastung auftretenden und teils durch Elektrostimulation provozierbaren polymorphen Tachykardien (zweimal wurde Kammerflimmern beobachtet) führte. Weitere Details sind der Studie nicht zu entnehmen. Serumspiegel-Bestimmungen für die diversen Antiarrhythmika wurden nicht durchgeführt. Die Autoren wiesen bei einem gesunden Probanden nach, daß die Zugabe von Amiodaron den vorher erreichten Steady-state-Spiegel bei Chinidin-Behandlung abrupt in die Höhe treibt, und sind der Ansicht, daß eine derartige Interferenz auf pharmakokinetischer Grundlage auch für die Nebenwirkungen bei Kombinationen mit anderen Antiarrhythmika eine Rolle spielen könnte.
In einer anderen Studie wurde unter anderem die Kombination Amiodaron-Mexiletin – ausgehend von der Vorstellung der Autoren, daß sich die „Klasse-I-Wirkung des Mexiletin" und die „Klasse-III-Wirkung des Amiodaron" gegenseitig günstig beeinflussen würden – eingesetzt. Sie wurde bei einer größeren Zahl von Patienten angewendet und zeigte neben einzelnen günstigen Ergebnissen viele Versager und akute Todesfälle[198b+c].
Auf jeden Fall bedarf die Frage, inwieweit neben additiven Effekten in bezug auf die QT-Zeit-Verlängerung noch pharmakokinetische Interferenzen eine Rolle spielen, unbedingt der weiteren Abklärung, ehe diese Kombinationsbehandlung weiterhin eingesetzt wird.
Auf die Kombination Amiodaron-Verapamil (Isoptin®) und Amiodaron-Kalziumantagonisten wurde bereits oben (s. S. 77) eingegangen.

Sonstige Interaktionen

Digoxin

Durch verschiedene Studien ist nachgewiesen, daß die Zugabe von Amiodaron bei digitalisierten Patienten zum Anstieg des Glykosidspiegels führt.

Nademanee[130g] beobachtete bei Patienten, die unter 0,25 mg Digoxin einen Steady-state-Spiegel von 0,9 ng/ml hatten, nach gleichzeitiger Gabe von 600–1800 mg Amiodaron/Tag im Laufe von 2 Wochen einen Anstieg auf 1,8 ng/ml sowie das Auftreten von Rhythmusstörungen, wie Sinusknotenstillstand und erneute supraventrikuläre und ventrikuläre Extrasystolen.

Moysey[129b] konnte zusätzlich nachweisen, daß die Steigerung der Amiodaron-Dosierung von 200 auf 600 mg unter bereits laufender Digitalisbehandlung – abgesehen von einem minimalen Gipfel am 3. Tag – keinen weiteren Spiegelanstieg bewirkt.

Der exakte *Wirkungsmechanismus* der Interferenz ist noch unklar. Ein Ansprechen des Radioimmunassays konnte ausgeschlossen werden[129b].
Diskutiert wird eine eventuelle Freisetzung von Glykosiden aus den Gewebsspeichern oder der Eiweißbindung und eine Interferenz mit der Digitalisausscheidung.
Beide Autoren weisen auf die Möglichkeit hin, daß gastrointestinale, neurologische und kardiale Nebenwirkungen in der Aufsättigungsphase möglicherweise teilweise auf diese Interaktion zurückzuführen sind. Das gleiche gilt auch für U-Wellen und vielleicht für gelegentlich beobachtete Sekunden-Herztodfälle, die in Einzelfällen unter der Amiodaron-Therapie trotz zunächst beseitigter Rhythmusstörungen beobachtet wurden.

Auf die Möglichkeit der Interferenz mit Digoxin muß daher geachtet werden, auch wenn in einzelnen Studien konstatiert wird, daß man keine Interaktionen beobachtet habe.

Digitoxin

Über die Interferenz von Amiodaron mit diesem Glykosid liegen bisher keine Untersuchungen vor.

Orale Antikoagulanzien
In verschiedenen Studien wurde auf die Potenzierung der Warfarin-Wirkung mit konsekutivem Quickabfall und die Notwendigkeit der Dosisreduktion von Warfarin hingewiesen[45, 87a, 146]. Über Interaktionen mit den bei uns verwendeten Cumarinderivaten (z. B. Phenprocoumon (Marcumar®) liegen bisher keine ausreichenden Erfahrungen vor.

Sonstiges
Über die Interaktion mit einer Reihe weiterer Substanzen liegen bisher nur flüchtige Mitteilungen vor, die noch der genaueren Abklärung bedürfen.

Barbiturate
In diesem Zusammenhang ist eine Beobachtung von *Faucher*[62c] von Interesse, die zeigte, daß bei einem Patienten, der zunächst auf die intravenöse Applikationsform angesprochen hatte, unter gleichzeitiger Medikation mit Barbituraten ein Rezidiv auftrat, während die Amiodaron-Behandlung nach Absetzen des Barbiturats erfolgreich war. Obwohl es sich hier um eine einzelne Beobachtung handelt, interessiert die weitere Abklärung dieser Frage, weil bekannt ist, daß die gleichzeitige Gabe von Barbituraten und Phenytoin mit anderen Antiarrhythmika wie Chinidin und Disopyramid durch Enzyminduktionen zu abnorm niedrigen Spiegeln der genannten Antiarrhythmika führt.

Chinidin
Ein Anstieg des Chinidin-Spiegels unter gleichzeitiger Behandlung mit Amiodaron wird – allerdings aufgrund einer einzigen Beobachtung (s. a. S. 78) – diskutiert. Die Frage bedarf ebenfalls noch der genaueren Überprüfung.

Kontrolle des Therapieeffektes

Da mit Amiodaron vorwiegend Patienten mit malignen Rhythmusstörungen behandelt werden, sind Kontrollen in bezug auf die Wirksamkeit – ebenso wie auf die Nebenwirkungen – von besonderer Bedeutung.
Daß diese Kontrollen über Monate bis Jahre durchgeführt werden müssen, ergibt sich aus den obigen Ausführungen über Pharmakokinetik, Wirkungseintritt und -dauer.
Die **programmierte Stimulation** (s. a. S. 16; Elektrophysiologie Amiodaron), die heute sonst bei Patienten mit malignen und seltenauftretenden Rhythmusstörungen als Methode der Wahl gilt, ist in bezug auf die Amiodaron-Therapie nur bedingt aussagefähig und führt zu einer deutlichen Unterschätzung der Effektivität insofern, als auch die meisten Patienten mit weiter auslösbarer Tachykardie anfallsfrei bleiben.
Bei den meisten Patienten erfolgt die Kontrolle mit dem **Bandspeicher-EKG,** das für Amiodaron-Patienten als aussagefähiger gilt als die programmierte Stimulation (s. S. 15). Jedenfalls dann, wenn die Kontrollen zum rechten Zeitpunkt, nämlich nach Abschluß der Aufsättigungsphase durchgeführt werden[150c, 174c].
Einzelne Autoren berichten aber auch über plötzliche ungeklärte Todesfälle bei Patienten mit vorher völlig normalem Bandspeicher-EKG (3. u. 6. Monat nach Therapiebeginn)[164], wobei im allgemeinen die Frage offenbleibt, ob eventuell ein Absinken des Spiegels, Ineffektivität oder gar ein weiterer Anstieg des Spiegels und ein eventueller paradoxer Effekt (s. a. S. 43) eine Rolle spielten.
Finden sich im *Bandspeicher-EKG keine Rhythmusstörungen mehr* und ist der Patient beschwerdefrei, so ist deshalb durch weitere Nachkontrollen (EKG, Frequenz, QT-Zeit, Kupplungsintervall von Extrasystolen, rT_3, Amiodaron-Spiegel) zu sichern, daß der Spiegel nicht eventuell ständig weiter ansteigt, was zu einer vorsichtigen Dosisreduktion veranlassen müßte.

Zeigt das *Bandspeicher-EKG weiter oder erneut Rhythmusstörungen* oder kommt der Patient einige Monate nach Entlassung wegen Rezidivs erneut in die Klinik, sind verschiedene Ursachen in Betracht zu ziehen.
Häufigste Ursache[82b] ist ein Abfallen des Spiegels einige Monate nach Übergang einer primär effektiven Aufsättigungsdosis auf zu niedrige Erhaltungsdosen. Dieser Verdacht wird weiter verstärkt, wenn der Patient keine Nebenwirkungen zeigt und im EKG keine Bradykardie und keine QT-Verlängerung nachweisbar sind, das Kupplungsintervall der Extrasystolen wieder kürzer ist als bei früheren Kontrollen und der rT_3-Test niedrigere Werte zeigt. Der Sachverhalt läßt sich im allgemeinen rasch klären, wenn eine Testinfusion von beispielsweise 600 mg/24 Std. alle Rhythmusstörungen beseitigt. Differentialdiagnostisch müssen aber andere Möglichkeiten, insbesondere Rhythmusstörungen im Rahmen einer provozierten Hyperthyreose, in Betracht gezogen werden.
Auf eine Reihe weiterer **Nebenwirkungen,** auf die bei Nachkontrollen zu achten ist, wurde auf S. ●● (dosisabhängige Nebenwirkungen) eingegangen.
Zusammenfassend sind ausreichend lange Nachkontrollen erforderlich, und zwar vorwiegend in bezug auf

Effektivität
Bandspeicher-EKG (Diskussion s. S. 48)
Grundfrequenz: Sinusbradykardie?
Rhythmusstörungen, Kupplungsintervall
EKG Frequenz, PQ-Zeit
QT-Zeit
rT_3,* Amiodaron-Spiegel**

Nebenwirkungen
Übelkeit
Muskelschwäche
Parästhesien
Tremor
Kopfschmerzen
Schlafstörungen
pathologische „Leberwerte“
} gewöhnlich Zeichen einer Überdosierung
Hautveränderungen (s. S. 49)
Schilddrüsenparameter (s. S. 52)
Lungenveränderungen (s. S. 51)

* Kontrolle in den meisten nuklearmedizinischen Abteilungen mit anderen Schilddrüsenparametern durchführbar.

** Die Bestimmung des Amiodaron-Spiegels ist bisher nur in wenigen spezialisierten Zentren möglich. Nähere Auskünfte erteilt die Herstellerfirma (Labaz, München).

Amiodaron-Therapie bei Kindern

Besonderheiten in bezug auf die Amiodaron-Therapie bei Kindern ergeben sich einerseits aus der Art der zu behandelnden Rhythmusstörungen, andererseits aus der unterschiedlichen Reaktion der Kinder in bezug auf die Pharmakokinetik, -dynamik und Nebenwirkungen des Amiodaron.

Auf die Wirksamkeit von Amiodaron bei verschiedenen Rhythmusstörungen wurde oben (S. ✳✳ und Tab. 3) und auf die besondere Problematik der Behandlung von Rhythmusstörungen bei Kindern im Allgemeinen Teil (s. S. ✳✳) bereits eingegangen. Im Vergleich zum Erwachsenen sind supraventrikuläre Rhythmusstörungen wesentlich häufiger. Sie werden oft schlecht toleriert und führen, auch bei sonst normalem Herzen, rasch zur Dekompensation. Das gilt besonders für die intranodale AV-Tachykardie (**INT**), die beim Kind im Gegensatz zum Erwachsenen relativ häufiger in der unaufhörlichen Variante auftritt. Ebenso ist die **His-Tachykardie** wegen ihrer meist sehr hohen Frequenz fast immer von schwerer Dekompensation begleitet und bei ineffektiver Therapie nicht selten tödlich. Eine schlechte Prognose hat auch die sogenannte **Katecholamin-induzierte polymorphe Kammertachykardie**, die nicht selten zu tödlichem Kammerflimmern führt. Auf die Amiodaron-Behandlung beim **angeborenen langen QT-Syndrom** wurde oben (S. 34; Indikation Amiodaron) eingegangen.

Angesichts der schlechten Prognose und der bekannten Therapieresistenz der genannten Rhythmusstörungen sind die Erfahrungen aus einem großen kardiologischen Zentrum in Paris über den Einsatz von Amiodaron bei kindlichen – meist **anderweitig therapieresistenten – Rhythmusstörungen** von besonderem Interesse. Die Autoren berichteten zunächst 1976 über 50 Kinder[64b], dann 1980 über insgesamt 135 Kinder[47h] mit den verschiedenen, in der Tabelle 3 (s. S. ✳✳)genannten Rhythmusstörungen, wobei bei etwa einem Drittel der Kinder eine erhebliche kardiale Dekompensation, bei einem weiteren Drittel eine Herzvergrößerung und bei etwa der Hälfte der Patienten Therapieresistenz gegenüber anderen Antiarrhythmika bestand. Die Behandlungsergebnisse waren beeindruckend: Bei mehr als 90% der Kinder wurde eine Besserung, bei 60% davon eine völlige Unterdrükkung der Rhythmusstörungen erreicht. Das gilt, in etwa gleicher Häufigkeit, für alle genannten Rhythmusstörungen. Die Verträglichkeit wurde von den Autoren als sehr gut angesehen. Die Dekompensation bildete sich – bei gleichzeitiger Behandlung mit Digitalisglykosiden – regelmäßig zurück. Obwohl bei einem großen Teil der Kinder unilaterale und bifaszikuläre Schenkelblöcke vorlagen, wurde kein distaler AV-Block beobachtet. Bei drei Patienten trat vorübergehend eine Wenckebachsche Periodik auf.

Die **therapeutischen Dosen** lagen bei 800 mg/Tag bezogen auf die Körperoberfläche. Nach zwei Wochen wurde auf die Hälfte der Dosierung reduziert. Im Gegensatz zu Erwachsenen beginnt die Wirkung beim Kind rascher (durchschnittlich am 4. Tag, Extremwerte zwischen dem 1. und dem 16. Tag). In Einzelfällen wurde bei supraventrikulären Rhythmusstörungen schon 5–7 Stunden nach oraler Anwendung der Sinusrhythmus wiederhergestellt. Ebenso ist bei Kindern die Wirkungsdauer kürzer. Das Wiederauftreten von Rhythmusstörungen wurde nach längerer Dauerbehandlung, im Durchschnitt 3,3 Wochen, bei der Hälfte der Fälle sogar schon innerhalb von 2 Wochen, beobachtet. Die Ursache für die raschere Pharmakokinetik erklärt sich aus dem relativ geringeren Anteil von Fettgewebe.

Nebenwirkungen wurden selten beobachtet. Insbesondere traten Ablagerungen in der Hornhaut ($^{3}/_{135}$) und Hautveränderungen ($^{4}/_{135}$) nur bei größeren Kindern in Einzelfällen auf. Nebenerscheinungen, die zum Abbruch führten, waren ebenfalls selten ($^{4}/_{135}$) und bestanden in Alpträumen, Halluzinationen und „Persönlichkeitsproblemen", die teilweise als Vorläufer einer Hyperthyreose angesehen wurden. Insgesamt wurde zweimal eine Hyperthyreose und einmal eine Hypothyreose gesehen, die sich nach Absetzen der Therapie zurückbildeten.

In bezug auf die Therapiekontrolle wird darauf hingewiesen, daß bei mangelndem Therapieerfolg und fehlenden EKG-Veränderungen der Verdacht auf eine insuffiziente Dosierung besteht.

Ausblick

Die Wirksamkeit von Amiodaron auch bei anderweitig therapieresistenten Rhythmusstörungen dürfte nun aufgrund einer umfangreichen Zahl von Studien als hinreichend erwiesen anzusehen sein.

Einige andere Fragen bedürfen jedoch durchaus noch der Klärung durch weitere klinische Untersuchungen.
Das gilt besonders für die Aufsättigungsphase und die intravenöse Anwendungsform.
Es gibt nur wenig hämodynamische Studien unter der Kurzinfusion und gar keine unter der Dauerinfusion, wobei hier natürlich die Frage der kardialen Verträglichkeit im Vergleich zu anderen Substanzen interessiert und ebenso die, inwieweit zwischen der oralen Behandlung in der Anfangsphase und der Infusionsbehandlung hämodynamische Unterschiede – eventuell aufgrund des Stabilisators – bestehen. Auch bezüglich der äquivalenten oralen und intravenösen Dosen bzw. der Bio-Verfügbarkeit gibt es noch recht widersprüchliche Angaben. Untersuchungen an großen Patientenkollektiven fehlen. Weiter wären Studien über den Spiegelverlauf und Wirkungseintritt nach ausreichend hohen und über den Tag verteilten oralen Einzeldosen und unter Dauerinfusion von Bedeutung, wobei für die Klinik u. a. interessiert, ob es rationeller wäre, mit der Testinfusion auszuprobieren, welche Patienten ansprechen, um so unnötig lange Einstellphasen, aber auch die gelegentlich beschriebenen Todesfälle vor Wirkungseintritt in der Initialphase zu vermeiden.

Weiterhin ungelöst ist das Problem einzelner Fälle von Sekundenherztod, trotz vorher nachgewiesener Beseitigung aller Rhythmusstörungen, und die Frage der Interferenz mit anderen Substanzen, nachdem im Zusammenhang mit anderen Herzmedikamenten ebenso gelegentlich Ersatzrhythmen wie auch polymorphe Kammertachykardien gesehen wurden und Interferenzen auf pharmakokinetischer Ebene diskutiert werden.

In bezug auf die Pharmakokinetik hat sich zwar in letzter Zeit vieles geklärt, manche Fragen sind aber auch noch offen, so z. B. die Rückverteilungsgeschwindigkeit, der Spiegelverlauf in der Initialphase unter verschiedenen Applikationsformen und die Bedeutung der Metaboliten. In bezug auf die Häufigkeit von Nebenwirkungen interessiert, wie oft diese wirklich – trotz adäquater und den pharmakokinetischen Gegebenheiten angepaßter Dosierung – den Behandlungserfolg vereiteln, und bei akuten kardialen Nebenwirkungen auch die Frage, inwieweit Ca^{++} als Antidot effektiv ist.

Weiter interessiert natürlich der Vergleich zu anderen Antiarrhythmika. Zwar ist in bezug auf die Dauerbehandlung die hohe Effektivität und gute Verträglichkeit von Amiodaron erwiesen, über Erfolgsquoten bei den einzelnen Indikationen bei Akutbehandlung ist jedoch noch recht wenig bekannt, und man wüßte natürlich für die Akutbehandlung von Patienten mit kritischer hämodynamischer Ausgangssituation bei supraventrikulären Rhythmusstörungen gern, wie sich die negativ inotrope und blutdrucksenkende Wirkung von Amiodaron im Vergleich zu Verapamil bei adäquater frequenzbremsender Wirkung verhält. Ebenso sind viele Fragen in bezug auf die Akutbehandlung bei ventrikulären Rhythmusstörungen ungeklärt.

In bezug auf den Wirkungsmechanismus schließlich haben die Erfahrungen mit Amiodaron gezeigt, daß die Repolarisationsverzögerung offenbar bei manchen Rhythmusstörungen ein effektiveres Wirkungsprinzip ist als der Natriumantagonismus. Eines der Ziele bei der Entwicklung neuer Antiarrhythmika ist daher ein „amiodaronartiges“ Antiarrhythmikum mit weniger großem Verteilungsraum und damit weniger träger Pharmakokinetik und ohne die amiodaroneigenen speziellen Nebenwirkungen.

Literatur

[1] Akhtar, M., Shenasa, M., Denker, S., and Gilbert, C.: Electrophysiologic effect of amiodarone on his Purkinje conduction and refractoriness in man. Clin. Res. **30:** 167 A (1982)

[2] Anastasiou-Nana, M., Levis, G. M. and Moulopoulos, S.: Pharmacokinetics of amiodarone after intravenous and oral administration. Int. J. Clin. Pharmacol., Therapy and Toxicology **20:** 524–529 (1982)

[3] Andersen, E. D., Jacobsen, J. R., Sandoe, E., Videbaek, J. and Wennevold, A.: Paroxysmal tachycardia in infancy and childhood. Acta Paediat. Scnad **62:** 341–348 (1973)

[4] Anderson, G. J.: Antiarrhythmic actions of amiodarone. Clin. Pharmacol. Therap. **25/4:** 178–180 (1982)

[5] Andreasen, F., Agerbæk, H., Bjerregaard, P. and Gøtzsche, H.: Pharmacokinetics of amiodarone after intravenous and oral administration. Europ. J. clin. Pharmacol. **19:** 293–299 (1981)

[6] Askenazi, J., Koenigsberg, D. I., Ziegler, J. H. and Lesch, M.: Echocardiographic estimates of pulmonary artery wedge pressure. New Engl. J. Med. **305/26:** 1566–1568 (1981)

[7] Attuel, P.: Amiodarone in paediatrics, with special reference to its effect on thyroid function. Amiodarone in Cardiac Arrhythmias. Int. Congr. Symp. Series No. 16: 39–44 (Academic Press, London 1978)

[8] Bacq, Z. M., Blakeley, A. G. H. and Summers, R. J.: The effects of amiodarone, an alpha and beta receptor antagonist, on adrenergic transmission in the cat spleen. Biochem. Pharmacol. **25/10:** 1195–1199 (1976)

[9] Barillon, A.: Colloque sur l'amiodaron. Doc. Med. Labaz, 70 (1977)

[10] Bashour, T., Jokhadar, M. and Cheng, T. O.: Effective Management of the long Q–T syndrome with amiodarone. Chest **79/6:** 704–706 (1981)

[11] Belhassen, B., Pelleg, A., Miller, H. I. and Laniado, S.: Serial electrophysiological studies in a young patient with recurrent ventricular fibrillation. Pacing clin. Electrophysiol. **4:** 92–99 (1981)

[12a] Benaim, R., Denizeau, J.-P., Melon, J., Domengie, B., Kolsky, M., Chapelle, M. et Chiche, P.: Les effets antiarythmiques de l'amiodarone injectable. Arch. Mal Cœur **69/5:** 513–522 (1976)

[12b] Benaim, R. et Uzan, C.: Les effets antiarythmiques de l'amiodarone injectable. Rev. Méd. (Paris) **35/36:** 1959–1963 (1978)

[13] Berkman, M., Benaim, R. et Chapelle, M.: Trouble de la conduction induits par l'amiodarone orale et injectable. Conséquences thérapeutiques. Cœur Méd. Interne **14:** 439–447 (1975)

[14] Bexton, R. S. and Camm, A. J.: Drugs with a class III antiarrhythmic action. Pharmacol. Therap. **17:** 315–355 (1982)

[15] Bezeaud, J.-P., Viale, J.-P., Vial, C. et Font, B.: Effet du traitement préalable par l'amiodarone i.v. sur l'hémodynamique ventriculaire gauche lors d'un infarctus expérimental aigu chez le chien. Bull. Soc. Sci. Vét. et Méd. comparée, Lyon 81, **4:** 211–216 (1979)

[16] Bjerregaard, P., Vejby-Christensen, H., Andersen, F. und Gøtzsche, H.: Serumspiegel und das Verhältnis zwischen Serumkonzentration und Reaktion während einer Dauerbehandlung mit Amiodaron. Int. Symposium Labaz (1982)

[17] Blandford, R. L., Crampton, J. and Kudlac, H.: Intravenous amiodarone in atrial fibrillation complicating myocardial infarction. Brit. med. J. **284:** 16–17 (1982)

[18] Blondeau, M.: La fibrillation auriculaire. Rev. Prat. **25/43:** 3281–3300 (1975)

[19] Bonati, M., Galletti, F., Volpi, A., Cumetti, C., Rumolo, R. and Tognoni, G.: Amiodarone in patients on long-term dialysis. New Engl. J. Med. **308:** 906 (1983)

[20] Bonke, F. I. M. und Allessie, M. A.: Elektrophysiologische Grundmechanismen bei Tachyarrhythmien. G. Breithardt und F. Loogen (Hrsg.), Neue Aspekte in der medikamentösen Behandlung von Tachyarrhythmien – Die Bedeutung von Amiodaron; 2–11 (Urban & Schwarzenberg, München 1983)

[21] Borggrefe, M., Seipel, L. und Breithardt, G.: Die Wirkung von Amiodaron auf ventrikuläre Tachykardien. G. Breithardt und F. Loogen (Hrsg.), Neue Aspekte in der medikamentösen Behandlung von Tachyarrhythmien – Die Bedeutung von Amiodaron; 194–201 (Urban & Schwarzenberg, München 1983)

[22] Bosc, E., Souchon, H. et Cabasson, J.: Troubles de la conduction intraventriculaire après amiodarone. Nouv. Presse méd. **6/3:** 196 (1977)

[23] Bourgeois, M. und Meyer, H.: Rhythmus-, Frequenz- und Reizleitungsstörungen. Therapie der Krankheiten des Kindesalters; 2. Aufl. (Springer Verlag, Berlin, Heidelberg, New York 1980)

[24a] Breithardt, G., Borggrefe, M. und Seipel, L.: Der derzeitige Stand serieller elektrophysiologischer Untersuchungen zur Voraussage zur Wirksamkeit von Antiarrhythmika bei Patienten mit ventrikulären Tachykardien. G. Breithardt und F. Loogen (Hrsg.), Neue Aspekte in der medikamentösen Behandlung von Tachyarrhythmien – Die Bedeutung von Amiodaron; 122–136 (Urban & Schwarzenberg, München 1983)

[24b] Breithardt, G.: Abstract.

[24c] Breithardt, G., Borggrefe, M., Yeh, H. L. und Seipel, L.: Elektrophysiologische Wirkungen von Flecainid (R818) auf stimulusinduzierte ventrikuläre Tachykardien. Z. Kardiol. **71:** 278–283 (1982)

[25] Brochier, M., Fauchier, J.-P., Charbonnier, B., Latour, F. et Perrotin, D.: Effets bénéfiques de l'amiodarone injectable sur l'état de mal syncopal de l'angor de Prinzmétal. Nouv. Presse méd. **6/17:** 1480 (1977)

[26a] Broekhuysen, J.: Pharmacology of amiodarone – History and prospects. D. M. Krikler, W. J. McKenna and D. A. Chamberlain (Eds), Amiodarone and Arrhythmias; 5–9 (Pergamon Press, Oxford 1983)

[26b] Broekhuysen, J.: Amiodaron – Der geschichtliche Hintergrund. G. Breithardt und F. Loogen (Hrsg.), Neue Aspekte in der medikamentösen Behandlung von Tachyarrhythmien – Die Bedeutung von Amiodaron; 46–49 (Urban & Schwarzenberg, München 1983)

[27a] Brown, A. K.: Bradycardia/tachycardia syndrome – The place of amiodarone in its management. Amiodarone in Cardiac Arrhythmias. Int. Congr. Symp. Series No. 16: 15–18 (Academic Press, London 1978)

[27b] Brown, A. K., Primhak, R. A. and Newton, P.: Use of amiodarone in bradycardia-tachycardia syndrome. Brit. Heart J. **40:** 1149–1152 (1978)

[27c] Brown, A. K.: Use of amiodarone in bradycardia-tachycardia syndrome. Brit. Heart J. **42:** 369 (1979)

[28a] Brugada, P., Roy, D., Bär, F. W., Heddle, B., Dassen, W. R., and Wellens, H. J. J.: Electrophysiological effects of intravenous amiodarone. Amer. J. Cardiol. **49:** 1044 (1982)

[28b] Brugada, P. and Wellens, H. J. J.: Electrophysiological effects of intravenous and oral amiodarone. Abstr.-Symp. „Amiodarone in Cardiology" (Utrecht 1983)

[29] Burckhardt, D., Raeder, E. A., Bertel, O. and Follath, F.: Effectiveness of amiodarone against refractory cardiac arrhythmias. Int. Congr. Symp. Series No. 49: 181–184 (Academic Press, London 1981)

[30] Burger, A. G. und Lambert, M.: Einfluß jodhaltiger Medikamente auf den Thyroxinmetabolismus. Aktuelle Endokrinol. Stoffwechsel **3/1:** 13–14 (1982)

[31] Cabades, A., Ferrando, C., Castro, J. E. et al.: Effects of intravenous amiodarone on sinus node function. PACE **4/3:** A–5 (1981)

[32] Cabasson, J., Puech, P., Mellet, J. M., Guimond, C., Bachy, C. et Sassiné, A.: Analyse des effets électrophysiologiques de l'amiodarone par l'enregistrement simultané des potentiels d'action monophasique et du faisceau de His. Arch. Mal. Cœur **69/7:** 691–699 (1976)

[33a] Camm, A. J., Ward, D. E., Al-Hamdi, A. and Spurrell, R. A. J.: The use of oral amiodarone in the control of tachyarrhythmias associated with the Wolff-Parkinson-White-syndrome. Amiodarone in Cardiac Arrhythmias. Int. Congr. Symp. Series No. 16: 25–28 (Academic Press, London 1978)

[33b] Camm, A. J. and Bexton, R. S.: The cardiac electrophysiology of amiodarone. D. M. Krikler, W. J. McKenna und D. A. Chamberlain (Eds), Amiodarone and Arrhythmias; 19–26 (Pergamon Press, Oxford 1983)

[34] Camous, J. P., Baudouy, M., Guarino, L., Patouraux, G., Falewee, M. N. et Guiran, J. B.: Traitement de certains troubles du rythme ventriculaire par perfusion d'amiodarone. Rev. Médit. Sc. Méd. **8:** 415–416 (1979)

[35] Canada, A. T., Lesko, L. J. and Haffajee, Ch. I.: Disposition of amiodarone in patients with tachyarrhythmias. Curr. therap. Res. **20/6:** 968–974 (1981)

[36a] Cano, J. P.: Pharmacocinétique de l'amiodarone après administration par perfusion, résultats préliminaires. Laborat. Hospitalier de Pharmacocinétique, SCN N° 16 (Marseille, 1980)

[36b] Cano, J. P.: Pharmacokinetics of amiodarone administered by IV infusion, preliminary results. VIIIe Congrès Europ. de Cardiol., Laboratoires Labaz (1980)

[37] Capelle, F. J. L. van und Janse, M. J.: Ein Computermodell zur Analyse der Mechanismen von Herzrhythmusstörungen. G. Breithardt und F. Loogen (Hrsg.), Neue Aspekte in der medikamentösen Behandlung von Tachyarrhythmien – Die Bedeutung von Amiodaron; 34–43 (Urban & Schwarzenberg, München 1983)

[38] Carlson, J. E. and Villaveces, J. W.: Hypersensitivity pneumonitis due to pyrethrum. J. amer. med. Ass. **237/16:** 1718–1719 (1977)

[39] Cassagnes, J., Lamaison, D., Palcoux, M. C., Gachy, B., Teysonnère, B. et Jallut, H.: Intérêt de l'amiodarone injectable dans le syndrome de menace. Rev. Méd. Mars/Avril (1980)

[40] Chapman, J. R. and Boyd, M. J.: Intravenous amiodarone in ventricular fibrillation. Brit. med. J. **282:** 951–952 (1981)

[41a] Charlier, R., Deltour, G., Baudine, A. and Chaillet, F.: Pharmacology of amiodarone, an anti-anginal drug with a new biological profile. Arzneimittelforsch. **18:** 1408–1417 (1968)

[41b] Charlier, R. et Deltour, G.: Correction des arythmies expérimentales par l'amiodarone. J. Pharmacol. (Paris) **1/2:** 175–182 (1970)

[41c] Charlier, R.: Cardiac actions in the dog of a new antagonist of adrenergic excitation which does not produce competitive blockade of adrenoceptors. Brit. J. Pharmacol. **39:** 668–674 (1970)

[41d] Charlier, R., Deltour, G., Tondeur, R. et Binon, F.: Recherches dans la série des benzofuranes. VIIe étude pharmacologique préliminaire du butyl-diiodo-2,5-beta-N-diéthylaminoéthoxy-4-benzo-3-benzofurane. Arch. Int. Pharmacodyn. **139:** 255 (1962)

[41e] Charlier, R.: „Cordarone". Antianginal Drugs. 255–288 (Springer-Verlag, Berlin 1971)

[41f] Charlier, R., Delaunois, G. and Bauthier, J.: Opposite effects of amiodarone and β-blocking agents on cardiac function under adrenergic stimulation. Arzneimittelforsch. **22:** 545–552 (1972)

[42] Chassaing, C., Moins, N., Lavarenne, J. et Duchène-Marullaz, P.: Effets comparés du bépridil, de la perhexiline de l'amiodarone et de la quinidine sur les périodes réfractaires auricularies et auriculo-ventriculaires du chien narcotisé. J. Pharmacol. **8/4:** 503–514 (1977)

[43] Chebat, J. et Caubarrère, I.: Pneumopathie grave et amiodarone. Thérapie **38:** 111–112 (1983)

[44] Chew, Ch. Y. C., Collet, J. T., Campbell, C., Kannan, R. and Singh, B. N.:

Beneficial effects of amiodarone pretreatment on early ischemic myocardial blood flow in the conscious dog.
J. cardiovasc. Pharmacol. **4:** 1028–1036 (1982)

[45] Colebunder, R. and Dom, L.:
Amiodarone for ventricular arrhythmias.
New Engl. J. Med. **305/26:** 1587 (1981)

[46a] Côté, P., Bourassa, M. G., Delaye, J., Janin, A., Froment, R. and David, P.:
Effects of amiodarone on cardiac and coronary hemodynamics and on myocardial metabolism in patients with coronary artery disease.
Circ. **59/6:** 1165–1172 (1979)

[46b] Côté, P., Bourassa, M. G. und Delaye, J.:
Hämodynamische Wirkungen von Amiodaron beim Menschen.
G. Breithardt und F. Loogen (Hrsg.), Neue Aspekte in der medikamentösen Behandlung von Tachyarrhythmien – Die Bedeutung von Amiodaron; 112–119 (Urban & Schwarzenberg, München 1983)

[47a] Coumel, Ph., Cabrol, E., Fabiato, A., Gourgon, R. et Slama, R.:
Tachycardie permanente par rythme réciproque.
Arch. Mal. Cœur **12:** 1830–1864 (1967)

[47b] Coumel, Ph. et Bouvrain, Y.:
Etude clinique des effets pharmacodynamiques et antiarythmiques de l'amiodarone.
J. agrég. **6/2:** 69–81 (1973)

[47c] Coumel, Ph., Fidelle, J., Cloup, M., Toumieux, M. C. et Attuel, P.:
Les tachycardies réciproques à évolution prolongée chez l'enfant.
Arch. Mal. Cœur **1:** 23–38 (1974)

[47d] Coumel, Ph.:
Junctional reciprocating tachycardias. The permanent and paroxysmal forms of AV nodal reciprocating tachycardias.
J. Electrocardiol. **8:** 79 (1975)

[47e] Coumel, Ph., Fidelle, J. E., Attuel, P., Brechenmacher, C., Batisse, A., Bretagne, J., Clementy, J., Gérard, R., Grolleau, R., Huault, G., Mouy, A., Nouaille, J., Kachaner, J., Ribière, M. et Toumieux, M. C.:
Tachycardies focales hissiennes congénitales.
Arch. Mal. Cœur **69,** 899–909 (1976)

[47f] Coumel, Ph., Leclercq, J. F., Rosengarten, M., Affuel, P. and Milosevic, D.:
Unusual forms of several ventricular tachyarrhythmias.
In: Kulbertus, H. E., Wellens, H. J. J.: Sudden Death. Martinus Nijhoff Publishers, 199-214 (1980).

[47g] Coumel, Ph., Flammang, D. and Attuel, P.:
Intra-atrial reentry tachycardia. The Cardiac Arrhythmias, The Arrhythmia Working Group of the French Cardiac Society.
P. Puech and R. Slama (eds.), Roussel UCLAF, p. 108, Paris (1979)

[47h] Coumel, Ph.:
Clinical indications of various drugs in resistant arrhythmias.
VIIIe Congrès Europ. de Cardiol., Laboratoires Labaz (1980)

[47i] Coumel, Ph., Leclercq, J. F. et Attuel, P.:
Les limites des méthods d'évaluation quantitative.
Arch. Mal. Cœur **74:** 37–46 (1981)

[47j] Coumel, Ph., Rosengarten, M. D., Leclercq, J. F. and Attuel, P.:
Role of the sympathic nervous system in non-ischaemic ventricular arrhythmias.
Br. Heart J. 137–147 (1982)

[47k] Coumel, Ph., Attuel, P., Leclercq, J. F. et Friocourt, P.:
Arythmies auriculaires d'origine vagale ou catécholergique. Effets comparés du traitement beta-bloquant et phénomène d'échappement.
Arch. Mal. Cœur **75:** 373–387 (1982)

[47l] Coumel, Ph. and Fidelle, J.:
Amiodarone in the treatment of cardiac arrhythmias in children: One hundred thirty-five cases.
Amer. Heart J. **100:** 1063–1069 (1980)

[48] Coutte, R., Fontaine, G., Frank, R., Dragodanne, C., Phan-Thuc, H. et Facquet, J.:
Etude électrocardiologique des effets de l'amiodarone sur la conduction intracardiaque chez l'homme.
Ann. Cardiol. Angéiol. **6:** 543–548 (1976)

[49] Critelli, G., Adinolfi, L., Perticone, F. and Condorelli, M.:
Programmed electrical stimulation and amiodarone therapy for the control of persistent junctional tachycardia.
Cardiovasc. Dis. **8/2:** 232–237 (1981)

[50] Curry, P. V. L.:
Re-entry atrioventricular tachycardia: the role of amiodarone.
D. M. Krikler, W. J. McKenna und D. A. Chamberlain (Eds), Amiodarone and Arrhythmias; 39–46
(Pergamon Press, Oxford 1983)

[51] D'Amico, J., Kenyon, K. R. and Ruskin, J. N.:
Amiodarone Keratopathy.
Arch. Ophthalmol. **99/2:** 257–261 (1981)

[52a] Daubert, J. C. et Gouffault, J.: Etude clinique de l'amiodarone injectable. Cœur Méd. interne **16/3:** 415–421 (1977)

[52b] Daubert, C., Bourdonnec, A., Jourbrel, P., Kombila, P., Pony, J. C. et Gouffault, J.: Traitement des syndromes de menace rebelles de l'infarctus du myocarde par l'amiodarone injectable. Manuskript, Documentation Labaz, o. J.

[53] Dayer, P.: Effets indésirables et interactions des médicaments antiangineux et antiarythmiques. Ther. Umsch. **39:** 96 (1982)

[54] DeBoer, L. W. V., Nosta, J. J., Kloner, R. A. and Braunwald, E.: Studies of amiodarone during experimental myocardial infarction: beneficial effects on hemodynamics and infarct size. Circ. **65/3:** 560–512 (1982)

[55a] Demoulin, J. C. et Legrand V.: Place de l'amiodarone en 1979 dans l'arsenal thérapeutique d'une unité de soins intensifs cardiologiques. Rev. Med. Liège **34:** 963–968 (1979)

[55b] Demoulin, J. C., Betholet, M., Chevigne, M., Legrand, V., Renier, J., Soumagne, D., Soyeur, D., Limet, R. and Kulbertus, H.: Prognostic significance of electrocardiographic findings in angina at rest. Brit. Heart J. **46:** 320–324 (1981)

[56] Djiane, P.: Course of uncomplicated myocardial infarction treated with long-acting and fast-acting drugs. VIIIe Congrès Europ. de Cardiol., Laboratoires Labaz (1980)

[57] Doi, Y. L., McKenna, W. J., Chetty, S., Oakley, C. M. and Goodwin, J. F.: Prediction of mortality and serious ventricular arrhythmia in hypertrophic cardiomyopathy. Brit. Heart J. **44:** 150–157 (1980)

[58] Door, J. P.: Eine neue Methode zur Unterdrückung des Vorhofflimmerns. L'Information Cardiol., 803–806 (1981)

[59] Elizari, M. V.: Cellular effects of anti-arrhythmic drugs. VIIIe Congrès Europ. de Cardiol., Laboratoires Labaz (1980)

[60] Facquet, J., Nivet, M., Grosgogeat, Y., Alhomme, P. et Vachon, J.: L'influence de l'amiodarone sur le rythme cardiaque et l'électrocardiogramme. Thérapie (Paris) **25/2:** 335–341 (1970)

[61] Faniel, R. and Schoenfeld, Ph.: Intravenous amiodarone: a successful treatment for rapid atrial fibrillation in intensive care patients. Europ. Heart J. **2:** 115 (1981)

[62a] Fauchier, J.-P., Brochier, M. et Raynaud, R.: Etude clinique des effets anti-arythmiques ventriculaires de l'amiodarone (orale et injectable). Ann. Cardiol. Angéiol. **22/5:** 427–435 (1973)

[62b] Fauchier, J.-P., Charbonnier, B., Brochier, M. et Raynaud, R.: L'amiodarone injectable et par voie orale dans le traitement de l'angor de Prinzmétal sévère et syncopal. Ann. Cardiol. Angéiol. **27/3:** 188–197 (1978)

[62c] Fauchier, J.-P.: La place de l'amiodarone dans le traitement de l'insufficence coronaire. Rev. Méd. (Paris), **1/2:** 29–34 (1979)

[63] Fenoy, A. C. et Valère, D. E.: Enregistrement du potentiel sinusal chez le chien en rythme sinusal et au cours de différents degrés de bloc sino-auriculaire provoqués par injection d'amiodarone injection. Cœur Méd. interne **18/1:** 117–126 (1979)

[64a] Fidelle, J.-E., Attuel, P., Toumieux, M.-C. et Coumel, Ph.: L'utilisation de l'amiodarone dans les troubles rythmiques graves et rebelles de l'enfant. Ann. Cardiol. Angéiol. **25/5:** 1–7 (1976)

[64b] Fidelle, J., Batisse, A., Coumel, P.: Arrhythmias in Infancy and Childhood. In: Pueck, P.: The cardiac arrhythmias. Corbière, R. M. D. P. and Roussel-Uclaf, 228-241 (1979)

[65a] Flanagan, R. J., Storey, G. C. A. and Holt, D. W.: Rapid high performance liquid chromatographic method for the measurement of amiodarone in blood plasma or serum at the concentrations attained during therapy. J. Chromatogr. **187:** 391–398 (1980)

[65b] Flanagan, R. J., Storey, G. C. A., Holt, D. W. and Farmer, P. B.: Identification and measurement of desethylamiodarone in blood plasma specimens from amiodarone-treated patients. J. Pharm. Pharmacol. **34/10:** 638–643 (1982)

[66] Friart, J. et Rasson, G.: Etude des modifications de l'électrocardiogramme provoquées par l'amiodarone. Arzneimittelforsch. **21/10:** 1535–1540 (1971)

[67] Fricke, G., Mattern, H. und Runkel, W.: Klinische Wirksamkeit von Amiodaron bei therapierefraktären supraventrikulären und ventrikulären Arrhythmien.
G. Breithardt und F. Loogen (Hrsg.), Neue Aspekte in der medikamentösen Behandlung von Tachyarrhythmien – Die Bedeutung von Amiodaron; 239–245 (Urban & Schwarzenberg, München 1983)

[68] Gallagher, J. D., Lieberman, R. W., Meranze, J. et al.:
Amiodarone-induced complications during coronary artery surger.
Anesthesiology **55/2:** 186–188

[69] Gallagher, J. J. and Sealy, W. C.:
The permanent form of junctional reciprocating tachycardia: further elucidation of the underlying mechanism.
Europ. J. Cardiol. **8/4–5:** 413–430 (1978)

[70] Giardina, A. C. V., Ehler, K. H. and Engle, M. A.:
Wolff-Parkinson-White syndrome in infants and children.
Brit. Heart J. **34:** 839 (1972)

[71a] Gillette, P. C.:
Cardiac dysrhythmias in infants and children.
Cardiovasc. Clinics **11/2:** (1981)

[71b] Gillette, P. C. and Garson, A.:
Electrophysiologic and pharmacologic characteristics of automatic ectopic atrial tachycardia.
Circ. **56/4:** 571–575 (1977)

[72] Ginestes, J.:
Etude des propriétés anti-arythmiques et anti-angineuses de l'amiodarone en traitement ambulatoire.
Ann. Cardiol. Angéiol. **20/7:** 529–533 (1981)

[73] Girotti, A. L., Halpern, M. S., Elizari, M. V. and Rosenbaum, M. B.:
Electrophysiologic and pharmacologic studies in a patient with acute myocardial infarction complicated by intraventricular and atrioventricular block.
Eur. J. Cardiol. **3/4:** 281–288 (1975)

[74] Giudicelli, J.-F., Chauvin, M. et Boissier, J.-R.:
Effets comparés de la perhexiline, de l'amiodarone et de la quinidine sur la conduction sino-ventriculaire.
J. Pharmacol. (Paris) **8/1:** 15–26 (1977)

[75] Gloor, H. O., Urthaler, F. and James, Th. N.:
The immediate electrophysiologic effects of amiodarone on the canine sinus node and AV junctional region.
Amer. J. Cardiol. **49:** 981 (1982)

[76] Gomes, J., Kang, P., Behl, A., Lyons, J. and El-Sherif, N.:
Intravenous amiodarone: a potent and effective drug for atrioventricular nodal reentrant paroxysmal tachycardia.
Circ. **4:** 317 (1980)

[77] Gough, W. B., Zeiler, R. H., Barreca, Ph. and El-Sherif, N.:
Hypotensive action of commercial intravenous amiodarone and polysorbate 80 in dogs.
J. cardiovasc. Pharmacol. **4/3:** 375–380 (1982)

[78] Goupil, N. and Lenfant, J.:
The effects of amiodarone on the sinus node activity of the rabbit heart.
Europ. J. Pharmacol. **39/1:** 23–31 (1976)

[79] Graboys, Th. B., Podrid, Ph. and Lown, B.:
Effectiveness of amiodarone for refractory atrial tachyarrhythmia.
Amer. J. Cardiol. **49:** 981 (1982)

[80] Groh, W. C., Kastor, J. A., Josephson, M. E. and Horowitz, L. N.:
Amiodarone: an effective drug for refractory ventricular tachycardia.
Circ. **62/3:** 152 (1980)

[81] Guibradze, T., Kobaladze, S. and Isakadze, A.:
Effect of Cordaron on the Ischaemic Myocardium and its blood vessels.
Bibliotheca anat. **18:** 254–258 (1979)

[82a] Haffajee, Ch. I., Lesko, L., Canada, A. and Alpert, J. S.:
Clinical pharmacokinetics of amiodarone.
Circ. **4:** 263

[82b] Haffajee, Ch. I.:
Klinische Pharmakokinetik oraler Amiodaron-Gaben.
G. Breithardt und F. Loogen (Hrsg.), Neue Aspekte in der medikamentösen Behandlung von Tachyarrhythmien – Die Bedeutung von Amiodaron; 63–74 (Urban & Schwarzenberg, München 1983)

[83] Halac, E., Vigo, C. A., Arias, M. E. and Halac, J.:
Effective treatment of neonatal supraventricular tachycardia with amiodarone.
Pediatr. Res. **15/147:** 411 (1981)

[84a] Hamer, A. W., Finerman, W. B., Peter, Th. and Mandel, W. J.:
Disparity between the clinical and electrophysiologic effects of amiodarone in the treatment of recurrent ventricular tachyarrhythmias.
Amer. Heart J. **101:** 992–1000 (1981)

[84b] Hamer, A. W., Finerman, W. B., Karaguezian, Ir. H. S., Peter, C. Th. und Mandel, W. J.:
Elektrophysiologische Wirkungen der oralen Amiodaron-Langzeittherapie bei Patienten mit Kammerarrhythmien.
G. Breithardt und F. Loogen (Hrsg.), Neue Aspekte in der medikamentösen Behandlung von Tachyarrhythmien - Die Bedeutung von Amiodaron; 138–147 (Urban & Schwarzenberg, München 1983)

[85] Hamer, A. W. F., Peter, C. Th., Weiss, D. und Mandel, W. J.:
Empirischer Einsatz der oralen Amiodaron-Langzeittherapie zur Prophylaxe des plötzlichen Herztodes.
G. Breithardt und F. Loogen (Hrsg.), Neue Aspekte in der medikamentösen Behandlung von Tachyarrhythmien - Die Bedeutung von Amiodaron; 167–172 (1983)

[86a] Harris, L.:
Amiodarone clinical experience survey.
D. M. Krikler, W. J. McKenna, D. A. Chamberlain (Eds), Amiodarone and Arrhythmias; 81–88 (Pergamon Press, Oxford 1983)

[86b] Harris, L.:
Amiodarone for arrhythmias: Retrospective survey of British experience.
Abstr.-Symp. ,,Amiodarone in Cardiology" (Utrecht 1983)

[86c] Harris, L.:
Nebenwirkungen der Amiodaron-Langzeittherapie.
G. Breithardt und F. Loogen (Hrsg.), Neue Aspekte in der medikamentösen Behandlung von Tachyarrhythmien - Die Bedeutung von Amiodaron; 293–299 (Urban & Schwarzenberg, München 1983)

[86d] Harris, L.:
Unwanted effects of long-term amiodarone treatment.
D. M. Krikler, W. J. McKenna, D. A. Chamberlain (Eds), Amiodarone and Arrhythmias; 61–67 (Pergamon Press, Oxford 1983)

[86e] Harris, L. et al.:
Amiodarone is a very useful antiarrhythmic agent.
Circ. **67:** 45 (1983)

[87a] Heger, J. J., Prystowsky, E. N., Jackman, W. M., Naccarelli, G. V., Warfel, K. A. and Rinkenberger, R. L.:
Amiodarone, clinical efficacy and electrophysiology during long-term therapy for recurrent ventricular tachycardia or ventricular fibrillation.
New Engl. J. Med. **305/10:** 539–545 (1981)

[87b] Heger, J. J., Prystowsky, E. N. und Zipes, D. P.:
Amiodaron-Therapie bei rezidivierender ventrikulärer Tachykardie und Kammerflimmern.
G. Breithardt und F. Loogen (Hrsg.), Neue Aspekte in der medikamentösen Behandlung von Tachyarrhythmien - Die Bedeutung von Amiodaron; 161–166 (Urban & Schwarzenberg, München 1983)

[88] Herrmann, J.:
Jodinduzierte Hyperthyreose.
G. Breithardt und F. Loogen (Hrsg.), Neue Aspekte in der medikamentösen Behandlung von Tachyarrhythmien - Die Bedeutung von Amiodaron; 258–262 (Urban & Schwarzenberg 1983)

[89a] Holt, D. W. and Storey, G. C. A.:
Measurement of Amiodaron.
D. M. Krikler, W. J. McKenna and D. A. Chamberlain (Eds), Amiodarone and Arrhythmias; 11–17 (Pergamon Press, Oxford 1983)

[89b] Holt, D. W. und Storey, G. C. A.:
Die Pharmakokinetik von Amiodaron.
G. Breithardt und F. Loogen (Hrsg.), Neue Aspekte in der medikamentösen Behandlung von Tachyarrhythmien - Die Bedeutung von Amiodaron; 75–79 (Urban & Schwarzenberg, München 1983)

[89c] Holt, D. W., Curry P. V. L., Way, B., Storey, G. and Holt, D.:
Intravenöse Amiodaron-Therapie von Tachyarrhythmien.
G. Breithardt und F. Loogen (Hrsg.), Neue Aspekte in der medikamentösen Behandlung von Tachyarrhythmien - Die Bedeutung von Amiodaron; 148–155 (Urban & Schwarzenberg, München 1983)

[90] Hoogenhuyze, D., Burg, P., deWilde, A., Remme, W. J. and Krauss, X. H.:
Acute effects of intravenous amiodarone in patients with complex ventricular dysrhythmias.
Abstr.-Symp. ,,Amiodarone in Cardiology" (Utrecht 1983)

[91] Iaeser, H. E.:
Amiodaron-Neuropathie.
Schweiz. med. Wschr. **104:** (1978)

[92a] Ingram, D. V.:
Ocular changes during oral amiodarone treatment. Amiodarone in Cardiac Arrhythmias.
Int. Congr. Symp. Series No. 16: 57–62 (Academic Press, London 1978)

[92b] Ingram, D. V.:
Unwanted effects: Ocular.

D. M. Krikler, W. J. McKenna and D. A. Chamberlain (Eds), Amiodarone and Arrhythmias; 77–80 (Pergamon Press, Oxford 1983)

[92c] Ingram, D. V.:
Wirkungen von Amiodaron auf das Auge.
G. Breithardt und F. Loogen (Hrsg.), Neue Aspekte in der medikamentösen Behandlung von Tachyarrhythmien – Die Bedeutung von Amiodaron; 274–276 (Urban & Schwarzenberg, München 1983)

[93] Installe, E., Schoevaerdts, J. C., Gadisseux, Ph. and Charles, S.:
Intravenous amiodarone in the treatment of various arrhythmias following cardiac operations.
J. thoracic cardiovasc. Surg. **81/2:** 302–308 (1981)

[94] Jaeger, M.:
Long-term treatment of coronary artery insufficiency with drugs possessing cumulative effects.
VIIIe Congrès Europ. de Cardiol. Laboratoires Labaz (1980)

[95] Jaillon, P., Heckle, J., Jais, J.-M., Poveda-Sierra, J. and Cheymol, G.:
Acute effects of intravenous prifuroline and amiodarone on canine cardiac automaticity, conduction and refractoriness.
J. cardiovasc. Pharmacol. **4/2:** 486–492 (1982)

[96a] Jonckheer, M. H., Blockx, P., Broeckaert, I., Cornette, C. and Beckers, C.:
Low T_3 syndrome in patients chronically treated with an iodine-containing drug, amiodarone.
Clin. Endocrinol. **9/1:** 27–35 (1978)

[96b] Jonckheer, M. H.:
Amiodarone and the thyroid gland. A review.
Acta cardiol. **36/3:** 199–205 (1981)

[96c] Jonckheer, M. H. and Huyghens, L.:
Effects of Amiodarone on the thyroid gland.
Abstr.-Symp. „Amiodarone in cardiology" (Utrecht 1983)

[96d] Jonckheer, M. H. und Huyghens, L.:
Wirkung von Amiodaron auf die Schilddrüse.
G. Breithardt und F. Loogen (Hrsg.), Neue Aspekte in der medikamentösen Behandlung von Tachyarrhythmien – Die Bedeutung von Amiodaron; 263–269 (Urban & Schwarzenberg, München 1983)

[97a] Josephson, M. E., Horowitz, L. N., Farshidi, A., Spear, J. F., Kastor, J. A. and Moore, N.:
Recurrent sustained ventricular tachycardia, endocardial mapping.
Circ. **57:** 440–447 (1978)

[97b] Josephson, M. E., Horowitz, L. N., Farshidi, A. and Kastor, J. A.:
Recurrent sustained ventricular tachycardia, mechanisms.
Circ. **57:** 431–440 (1978)

[97c] Josephson, M. E., Horowitz, L. N., Farshidi, A., Spielman, S. R., Michelson, E. L. and Greenspan, A. M.:
Recurrent sustained ventricular tachycardia, pleomorphism.
Circ. **59:** 459–468 (1978)

[97d] Josephson, M. E., Waxman, H. L., Marchlinski, F. E., Buxton, A. E., Rogers, D. and Flores, B.:
The effect of amiodarone in the treatment of ventricular tachycardia.
Abstr.-Symp. „Amiodarone in Cardiology" (Utrecht 1983)

[98] Jost, M., Hoffman, A., White, R. A. und Burckhardt, D.:
Niedrigdosierte Amiodaron-Therapie bei der Behandlung therapierefraktärer komplexer ventrikulärer Rhythmusstörungen.
Cardiology **70/1:** 122–128 (1983)

[99] Jouve, A., Medvedowsky, J.-L. et Benyamine, R.:
Etude clinique de l'amiodarone.
Ann. Cardiol. Angéiol. **18/1:** 65–70 (1969)

[100a] Kannan, R., Nademanee, K., Hendrickson, J. A., Rostami, H. J. and Singh, B. N.:
Amiodarone kinetics after oral doses.
Clin. Pharmacol. Therap. **31/4:** 438–444 (1982)

[100b] Kannan, R., Nademanee, K., Hendrickson, J. A., Rostamin, H. J. and Singh, B. N.:
Plasma levels of amiodarone and its elimination half-life following acute and chronic dosing in patients with ventricular arrhythmias.
Circ. **64:** 264 (1981)

[100c] Kannan, R., Ikeda, N., Prasad, K., Kay, I., Ookhtens, M. and Singh, B. N.:
Plasma kinetics and myocardial disposition of intravenous amiodarone relative to its electrophysiological effects in rabbits and dogs.
Circ. **64:** 69 (1981)

[101] Kaplan, L. J., Cappaert, W. E.:
Amiodarone Keratopathy.
Arch. Ophthalmol., **100/4:** 601–602 (1982)

[102] Kaski, J. C., Girotti, L. A., Messuti, H., Rutitzky, B. and Rosenbaum, M.:
Long-term management of sustained, recurrent, symptomic ventricular tachycardia with amiodarone.
Circ. **64/2:** 273–279 (1981)

[103] Keren, A., Tzivoni, D., Gavish, Dov., Levi, J., Gottlieb, S. and Benhorin, J.: Etiology, warning signs and therapy of torsade de pointes. Circ. **64/6:** 1167–1174 (1981)

[104] Kramer, H. H., Liersch, R., Meyer, H., Sievers, G. und Bourgeois, M.: Herzrhythmusstörungen im Kindesalter: wann und wie behandelt? Notfallmedizin **8:** 1269–1292 (1982)

[105a] Krikler, D., Curry, P., Attuel, P. and Coumel, Ph.: ,,Incessant" tachycardias in Wolff-Parkinson-White syndrome. Brit. Heart J. **38:** 885–896 (1976)

[105b] Krikler, D. M.: Rationale and value of drugs with antiarrhythmic and antianginal effects that also act on the myocardium. VIIIe Congrès Europ. de Cardiol., Laboratoires Labaz (1980)

[106] Kulbertus, H. E., Bertholet, M., Hastir, F., Renier, J. and Demoulin, J. C.: The value of amiodarone for the treatment of unstable angina. Abstr.-Symp. ,,Amiodarone in Cardiology" (Utrecht 1983)

[107a] Labaz GmbH, Pharmazeutische Präparate, München, wissenschaftliche Broschüre ,,Cordarex"

[107b] Labaz GmbH, Basel wissenschaftliche Broschüre ,,Cordarone bei Herzrhythmusstörungen"

[107c] Labaz, a Sanofi Company, Stockport wissenschaftliche Broschüre ,,Cordarone X" amiodarone hydrochloride

[108] Lambert, M., Burger, A., Cohce, E. et Ferrero, C.: Modifications et surveillance des tests thyroïdiens au cours du traitement à l'amiodarone. Therap. Umschau **39/2:** 114–116 (1982)

[109] Lapalus, Ph., Camous, J.-P., Crenesse, D., Varenne, A. and Guiran, J.-B.: Effects in conscious dogs of ajmaline, propranolol, amiodarone and verapamil on right ventricular anodal strength-interval curves. Europ. J. Pharmacol. **69/2:** 189–197 (1981)

[110] Leak, D. and Eydt, J. N.: Control of refractory cardiac arrhythmias with amiodarone. Archs. intern. Med. **139/4:** 425–428 (1979)

[111] Lemaire, J. F.; Autret, A., Biziere, K., Romet-Lemone, J. L. and Gray, F.: Amiodarone Neuropathy: Further arguments for human drug-induced neurolipidosis. Europ. Neurol. **21/1:** 65–68 (1982)

[112] Liechti, B., Burger, A. et Ferrero, C.: Amiodarone et fonction thyroïdienne. Therap. Umschau **37:** 105–109 (1980)

[113] Lloveras, J., Masramon, J., Augia, J. and Llorach, M.: Amiodarone, metoclopramide and renal failure. Lancet **1/8123:** 981–982 (1979)

[114] Lloyd, E.: Clinical experience with recent antiarrhythmic agents. Disc. ,,Prognosis and pharmacotherapy of life-threatening arrhythmias. Int. Congr. Symp. Series Nr. 46 (Academic Press, London, 1981)

[115a] Lubbe, W. F., McFadyen, M. L., Muller, C. A., Worthington, M. and Opie, L. H.: Protective action of amiodarone against ventricular fibrillation in the isolated perfused rat heart. Amer. J. Cardiol. **43/3:** 533–554 (1979)

[115b] Lubbe, W. F., McFadyen, M. L., Muller, C. A., Worthington, M. and Opie, L. H.: Effect of amiodarone on ventricular fibrillation in the isolated perfused rat heart. S. Afr. J. Sci. **76** (1980)

[115c] Lubbe, W. F., Mercer, C. J., Roche, A. H. G. and Lowe, J. B.: Amiodarone in long-term management of refractory cardiac tachyarrhythmias. New Zealand med. J. **93/676:** 31–35 (1981)

[116] Lustman, F. and Monseu, G.: Amiodarone and neurological side effects. Lancet **1/7857:** 568 (1974)

[117] McComb, J. M., Logan, K. R., Khan, M. M., Geddes, J. S. and Adgey, A. A. J.: Amiodarone-induced ventricular fibrillation. Europ. J. Cardiol. **11/5:** 381–385 (1980)

[118a] McKenna, W.: Arrhythmien bei hypertrophischer Kardiomyopathie: Vergleich der Therapie mit Propranolol, Verapamil und Amiodaron. G. Breithardt und F. Loogen (Hrsg.), Neue Aspekte in der medikamentösen Behandlung von Tachyarrhythmien – Die Bedeutung von Amiodaron; 246–250 (Urban & Schwarzenberg, München 1983)

[118b] McKenna, W. J.: Treatment of ventricular arrhythmias with amiodaron. D. M. Krikler, W. J. McKenna and D. A. Chamberlain (Eds), Amiodarone and Arrhythmias; 47–52 (Pergamon Press, Oxford 1983)

[118c] McKenna, W. J., Harris, L., Perez, G., Krikler, D. M., Oakley, C. and Goodwin, J. F.:
Arrhythmia in hypertrophic cardiomyopathy II: Comparison of amiodarone and verapamil in treatment.
Brit. Heart J. **46/2:** 173–178 (1981)

[118d] McKenna, W.:
The significance and treatment of arrhythmia in hypertrophic cardiomyopathy.
Abstr.-Symp. „Amiodarone in Cardiology" (Utrecht 1983)

[119] Manz, M., Steinbeck, G. und Lüderitz, B.:
Amiodarone bei rezidivierenden ventrikulären Tachykardien – Kontrolle durch programmierte Ventrikelstimulation.
38. Jahrestag. Dtsch. Gesell. Herz-Kreislaufforsch., 183

[120] Maranhão, M. F.:
Amiodarone hydrochloride in the treatment of ventricular arrhythmias in ischemic heart disease and Chagas' disease.
VIIIe Congrès Europ. de Cardiol., Laboratoires Labaz (1980)

[121] Marchiset, D., Egre, A., Baille, Y., Cano, J.-P. et Serradimigni, A.:
Taux myocardiques et plasmatiques de l'amiodarone et de son métabolite N-monodéséthylé.
Thérapie (Paris), **38/1:** 114–115 (1983)

[122] Marcus, F. I., Fontaine, G. H., Frank R. and Grosgogeat, Y.:
Clinical pharmacology and therapeutic applications of the antiarrhythmic agent, amiodarone.
Amer. Heart J. **101/4:** 480–493 (1981)

[123] Medvedowsky, J. L., Barnay, C. et Hanvic, G.:
Le traitement de l'angine de poitrine instable par l'association amiodarone-diltiazem.
Ann. Cardiol. Angéiol. **4:** 339–344 (1982)

[124] Meyer, H., Thies, W. R., Liersch, R., Bourgeois, H., Kramer, H., Sievers, G. und Lemburg, P.:
Häufigkeit, Ätiologie, Klinik und Therapie der paroxysmalen Tachykardie in der Pädiatrie: Zehn Jahre Erfahrungen bei 57 Patienten von der Neugeborenen-Zeit bis zum vierzehnten Lebensjahr.
Notfallmedizin **8:** 1119 (1982)

[125] Michat, L.:
Amiodarone in the treatment of postoperative arrhythmias in cardiac surgery.
VIIIe Congrès Europ. de Cardiol. Laboratoires Labaz (1980)

[126] Michelin, M. T., Cheucle-Beaughard, M. and Duchene-Marullaz, P.:
Comparative effects of amiodarone, bepridil and perhexiline on coronary venous flow and several cardiovascular parameters.
Arch. internat. Pharmacodyn. Ther. **245/2:** 236–248 (1980)

[127] Moore, E. N. und Spear, J. F.:
Nutzen und Grenzen experimenteller Modelle für die Untersuchung von Antiarrhythmika.
G. Breithardt und F. Loogen (Hrsg.), Neue Aspekte in der medikamentösen Behandlung von Tachyarrhythmien – Die Bedeutung von Amiodaron; 12–20 (Urban & Schwarzenberg, München 1983)

[128] Morady, F., Scheinman, M. und Hess, D. S.:
Amiodaron-Therapie bei Patienten mit ventrikulären Tachykardien und Kammerflimmern.
G. Breithardt und F. Loogen (Hrsg.), Neue Aspekte in der medikamentösen Behandlung von Tachyarrhythmien – Die Bedeutung von Amiodaron; 173–180 (1983)

[129a] Moysey, J. O.:
Amiodarone in the management of supraventricular tachycardias.
Amiodarone in Cardiac Arrhythmias. Int. Congr. Symp. Series No. 16: 19–24 (Academic Press, London 1978)

[129b] Moysey, J. O., Jaggarao, N. S. V., Grundy, E. N. and Chamberlain, D. A.:
Amiodarone increases plasma digoxin concentrations.
Brit. med. J. **282/6260:** 272 (1981)

[130a] Nademanee, K., Hendrickson, J., Cannom, D. S. Goldreyer, B. N. and Singh, B. N.:
Control of refractory life-threatening ventricular tachyarrhythmias by amiodarone.
Amer. Heart J. **101/6:** 759–768 (1981)

[130b] Nademanee, K.: Abstract.

[130c] Nademanee, K., Hendrickson, J., Peterson, B., Cannom, D., Hecht, H. and Singh, B. N.:
Amiodarone: possibly an ideal antiarrhythmic agent.
Amer. J. Cardiol. **47/4:** 981 (1982)

[130d] Nademanee, K., Singh, B. N., Hendrickson, J. A., Reed, A. W., Melmed, S. and Hershman, J.:
Pharmacokinetic significance of serum reverse T_3 levels during amiodarone treatment: a potential method for monitoring chronic drug therapy.
Circ. **66/1:** 202–211 (1982)

[130e] Nademanee, K., Hendrickson, J. A., Intarachot, V., Hershman, J. and Singh, B. N.: Die Bedeutung der Serumspiegel von reverse T_3 unter Amiodaron-Therapie: eine potentielle Überwachungsmethode für die Langzeitbehandlung. G. Breithardt und F. Loogen (Hrsg.), Neue Aspekte in der medikamentösen Behandlung von Tachyarrhythmien – Die Bedeutung von Amiodaron; 277–289 (Urban & Schwarzenberg, München 1983)

[130f] Nademanee, K. and Singh, B. N.: Evaluation of antiarrhythmic efficacy of amiodarone in VT. Amer. Heart J. **105/1:** 165–168 (1983)

[130g] Nademanee, K., Kannan, R., Hendrickson, J. A., Burnam, M., Kay, I. and Singh, B. N.: Amiodarone digoxin interaction during treatment of resistant cardiac arrhythmias. Abstract, Lit.-Stelle unbekannt.

[130h] Nademanee, K., Hendrickson, J. A., Cannom, D. S. and Singh, B. N.: Refractory life-threatening ventricular arrhythmias: Control by amiodarone prophylaxis. Abstract, Lit.-Stelle unbekannt.

[130i] Nademanee, K., Hendrickson, J., Kannan, R. and Singh, B. N.: Antiarrhythmic efficacy and electrophysiologic actions of amiodarone in patients with life-threatening ventricular arrhythmias: Potent suppression of spontaneously occurring tachyarrhythmias versus inconsistent abolition of induced ventricular tachycardia. Amer. Heart J. **102:** 950–959 (1982)

[131j] Nademanee, K., Singh, B. N., Hendrickson, J., Intrachot, V., Lopez, B., Feld, G., Cannom, D. S. and Weiss, J. L.: Amiodarone in refractory life-threatening ventricular arrhythmias. Ann. Int. Med. **98/1:** 577–584 (1983)

[131] Naumann, G.: Klinische Elektrophysiologie und Ergebnisse der Therapie mit Amiodaron. Symp. „Neue Aspekte in der Therapie tachykarder Rhythmusstörungen" (in press)

[132] Naumann d'Alnoncourt, C., Zierhut, W., Nitsch, J. und Lüderitz, B.: Wirkungen und Amiodaron auf Purkinje-Fasern. G. Breithardt und F. Loogen (Hrsg.), Neue Aspekte in der medikamentösen Behandlung von Tachyarrhythmien – Die Bedeutung von Amiodaron; 95–99 (1983)

[133] Nauta, I. L. D., Hertzberg, D. P. and Plomp, T. A.: Effects of amiodarone on cardiac haemodynamics. Abstr.-Symp. „Amiodarone in Cardiology" (Utrecht 1983)

[134] Neuss, H., Buss, J. und Schlepper, M.: Wirkungen von Amiodaron auf die elektrophysiologischen Eigenschaften akzessorischer Leitungsbahnen beim Wolff-Parkinson-White-Syndrom. G. Breithardt und F. Loogen (Hrsg.), Neue Aspekte in der medikamentösen Behandlung von Tachyarrhythmien – Die Bedeutung von Amiodaron; 252–256 (Urban & Schwarzenberg, München 1983)

[135] Niepomniszeze, H.: Effects of amiodarone on thyroid jodine metabolism in vitro. Acta Endocrinol. **85/4:** 781–790 (1977)

[136] Nitsch, J. und Lüderitz, B.: Serum- und Gewebskonzentrationen von Amiodaron beim Menschen und bei Tieren. G. Breithardt und F. Loogen (Hrsg.), Neue Aspekte in der medikamentösen Behandlung von Tachyarrhythmien – Die Bedeutung von Amiodaron; 80–84 (Urban & Schwarzenberg, München 1983)

[137a] Olsson, B., Varnauskas, E. and Korsgren, M.: Further improved method for measuring monophasic action potentials of the intact human heart. J. Electrocardiol. **4/1:** 19–23 (1971)

[137b] Olsson, S. B., Cotoi, S. and Varnauskas, E.: Monophasic action potential and sinus rhythm stability after conversion of atrial fibrillation. Acta med. scand. **190/23:** 381–387 (1971)

[137c] Olsson, S. B., Brorson, L. and Varnauskas, E.: Class III antiarrhythmic action in man. Brit. Heart J. **35/12:** 1255–1259 (1973)

[138] Oreto, G., Lapresa, V., Melluso, C., Manganaro, A. et Arrigo, F.: Intoxication aiguë par l'amiodarone. Arch. Mal. Cœur **73/7:** 857–862 (1980)

[139] Ourbak, P., Rocher, R., Aziza, J.-P., Manin, J.-P., Vagner, D., Leclerc, M. et Maurice, P.: Effets hémodynamiques de l'injection intraveineuse de chlorhydrate d'amiodarone chez le sujet normal et le coronarien. Arch. Mal. Cœur **69:** 293–298 (1976)

[140] Peter, T., Hamer, A., Weiss, D. and Mandel, W.: Sudden death survivors: experience with long-term empiric therapy with amiodarone. Circ. **64/4:** (1981)

[141] Petta, J. M. and Zaccheo, V. J.: Comparative profile of L3428 and other antianginal agents on cardiac hemodynamics. J. Pharmacol. exp. Ther. **176/2:** 328–338 (1971)

[142] Pickardt, C. R., Theisen, F., Witte, A., Leisner, B., Theisen, K. und Jahrmärker, H.: Amiodaron-Langzeitbehandlung – Auswirkung auf die Schilddrüsenfunktion und die intrathyreoidale Jodkonzentration. G. Breithardt und F. Loogen (Hrsg.), Neue Aspekte in der medikamentösen Behandlung von Tachyarrhythmien – Die Bedeutung von Amiodaron; 270–273 (Urban & Schwarzenberg, München 1983)

[143] Piwowarska, W., Maciejewska, M. and Szczepkowski, J.: Effect of cordarone on conduction system with particular regard to the automaticity of sinus node. Symp. Marseille 1982 (Documentation Labaz)

[144] Platou, E. S. und Refsum, H.: Antiarrhythmika der Klasse III: Wirkungen von Amiodaron und Melperon bei experimentell induziertem Vorhofflimmern und -flattern bei Hunden. G. Breithardt und F. Loogen (Hrsg.), Neue Aspekte in der medikamentösen Behandlung von Tachyarrhythmien – Die Bedeutung von Amiodaron; 100–111 (Urban & Schwarzenberg, München 1983)

[145] Plomp, T. A., Engels, M., Robles de Medina, E. O. and Maes, R. A. A.: Simultaneous determination of amiodarone and its major metabolite desethylamiodarone in plasma, urine and tissues by high-performance liquid chromatography. Abstr.-Symp. „Amiodarone in Cardiology“ (Utrecht 1983)

[146] Podrid, P. J. and Lown, B.: Amiodarone therapy in symptomatic, sustained refractory atrial and ventricular tachyarrhythmias. Amer. Heart J. **101/4:** 374–379 (1981)

[147] Polster, P. and Broekhuysen, J.: The adrenergic antagonism of amiodarone. Biochem. Pharmacol. **25/2:** 121–124 (1976)

[148] Pritchard, D. A., Singh, B. N. and Hurley, P. J.: Effects of amiodarone on thyroid function in patients with ischaemic heart disease. Brit. Heart J. **37/8:** 856–860 (1975)

[149] Pueck, P.: Flutter et tachysystolies auriculaires. Bases du traitement. Rev. Prat. **25/43:** 3305–3314 (1975)

[150a] Rakita, L., McGee, J., Sobol, S. and Luria, M.: Clinical trial of amiodarone hydrochloride for the treatment of refractory arrhythmias. Amer. J. Cardiol. **43/2:** 359 (1979)

[150b] Rakita, L.: Dose-response relationship of amiodarone and malignant ventricular arrhythmias. VIIIe Congrès Europ. de Cardiol., Laboratoires Labaz (1980)

[150c] Rakita, L., Sobol, S. und Mostow, N.: Amiodaron-Therapie bei refraktären Arrhythmien: Wahl der Dosierung und Bedeutung hoher Sättigungsdosen. G. Breithardt und F. Loogen (Hrsg.), Neue Aspekte in der medikamentösen Behandlung von Tachyarrhythmien – Die Bedeutung von Amiodaron; 156–160 (Urban & Schwarzenberg, München 1983)

[151] Rasmussen, V. and Berning, J.: Effect of amiodarone in the Wolff-Parkinson-White syndrome. Acta med. scand. **201/1–2:** 31–37 (1979)

[152a] Rees, L. H., Ward, D. E., Al-Hamdi, A. and Camm, A. J.: The effect of amiodarone on thyroid function. Amiodarone in Cardiac Arrhythmias. Int. Congr. Symp. Series No. 16: 53–56 (Academic Press, London 1978)

[152b] Rees, A., Dala, J. J., Reid, P. G. and Henderson, A. H.: Dangers of amiodarone and anticoagulant treatment. Brit. med. J. 1756–1757 (1981)

[153] Remme, W. J., Krauss, X. H., van Hoogenhuyze, D. C. A., Kruyssen, H. A. C. M. and Storm, C. J.: Effects of intravenous amiodarone on pacing induced coronary sinus bloodflow changes and myocardial ischemia in patients with coronary artery disease. Abstr.-Symp. „Amiodarone in Cardiology“ (Utrecht 1983)

[154] Riccioni, N. and Bartolomei, C.: Treatment of the bradycardia-tachycardia syndrome with low dose of amiodarone. Cardiol. **68/2:** 118–123 (1981)

[155a] Riva, E., Gerna, M., Latini, R., Giani, P., Volpi, A. and Maggioni, A.: Pharmacokinetics of amiodarone in man. J. cardiovasc. Pharmacol. **4/2:** 264–269 (1982)

[155b] Riva, E., Gerna, M., Neyroz, P., Urso, R., Bartosek, I. and Guaitani, A.: Pharmacokinetics of amiodarone in rats. J. cardiovasc. Pharmacol. **4/2:** 270–275 (1982)

[156] Rosen, M., Bauernfeind, R. A., Swiryn, St., Strasberg, B. and Palileo, E. V.:
Dual AV nodal pathways and AV nodal reentrant paroxysmal tachycardia.
Amer. Heart J. **101:** 691 (1981)

[157a] Rosenbaum, M. B., Chiale, P. A., Ryba, D. and Elizari, M. V.:
Control of tachyarrhythmias associated with Wolff-Parkinson-White syndrome by amiodarone hydrochloride.
Amer. J. Cardiol. **34/2:** 215–223 (1974)

[157b] Rosenbaum, M. B., Chiale, P. A., Halpern, M. S., Nau, G. J., Przybylski, J., Levi, R. J., Lazzari, J. O. and Elizari, M. V.:
Clinical efficacy of amiodarone as an antiarrhythmic agent.
Amer. J. Cardiol. **38/7:** 934–944 (1976)

[157c] Rosenbaum, M. B.:
Anti-arrhythmic drugs with cumulative effects.
VIIIe Congrès Europ. de Cardiol., Laboratoires Labaz (1980)

[158] Rostock, K. J., Schirdewan, A. und Krünes, U.:
Klinisch-elektrophysiologische Untersuchungen zur Wirkung neuer Antiarrhythmika.
Dt. Gesundh.-wesen **35/35:** 1368–1374 (1980)

[159] Rotmensch, H. H., Liron, M., Tupilski, M. and Laniado, S.:
Possible association of pneumonitis with amiodarone therapy.
Amer. Heart J. **100/3:** 412–413 (1980)

[160a] Rowland, E. and Krikler, D. M.:
Clinical electrophysiology of oral amiodarone.
Amiodarone in Cardiac Arrhythmias. Int. Congr. Symp. Series No. 16: 29–30 (Academic Press, London 1978)

[160b] Rowland, E. and Krikler, D. M.:
Electrophysiological assessment of amiodarone in treatment of resistant supraventricular arrhythmias.
Brit. Heart J. **44/1:** 82–90 (1980)

[160c] Rowland, E., McKenna, W., Holt, D., Harris, L. and Krikler, D.:
Control of the ventricular response with oral amiodarone in patients with rapidly conducted atrial fibrillation complicating the Wolff-Parkinson-White syndrome.
Circ. **64/4:** 317 (1980)

[160d] Rowland, E.:
The role of amiodarone in the treatment of atrial fibrillation and flutter.
D. M. Krikler, W. J. McKenna and D. A. Chamberlain (Eds), Amiodarone and Arrhythmias; 29–38 (Pergamon Press, Oxford 1983)

[160e] Rowland, E.:
Amiodarone in the treatment of atrial fibrillation.
Abstr.-Symp. „Amiodarone in Cardiology“ (Utrecht 1983)

[161] Rutitzky, B. and Girotti, A. L.:
Efficacy of chronic amiodarone therapy in patients with variant angina pectoris and inhibition of ergonovine coronary constriction.
Am. Heart J. **103/1:** 38–43 (1982)

[162] Saksena, S., Rothbart, S., Kaufmann, We. and Rathyen, W.:
Chronic electrophysiologic, systemic and pharmacologic effects of amiodarone in recurrent ventricular tachycardia.
Amer. J. Cardiol. **49:** 1044 (1982)

[163] Santos, A. L., Aleixo, A. M., Landeiro, J. and Luis, A. S.:
Conversion of atrial fibrillation to sinus rhythm with amiodarone.
Acta med. portug. **1/1:** 15–23 (1979)

[164] Scheibelhofer, W., Weber, H., Pacher, H. und Probst, P.:
Langzeittherapie maligner ventrikulärer Arrhythmien mit Amiodaron.
G. Breithardt und F. Loogen (Hrsg.), Neue Aspekte in der medikamentösen Behandlung von Tachyarrhythmien – Die Bedeutung von Amiodaron; 233–238 (Urban & Schwarzenberg, München 1983)

[165] Schoenfeld, P. L., Brotelle, R. and Bruyninckx:
Comparison of effects of amiodarone and propranolol on the incidence and severity of ventricular arrhythmias following coronary artery ligation in conscious rats.
Symp. Marseille 1982 (Documentation Labaz)

[166] Schrub, J. C., Courtois, H., Dero, M. et Vuillermet, P.:
Crise thyréotoxique aiguë; intérêt de l'amiodarone.
Sem. Hop. **57/13–14:** 703 (1981)

[167] Sclarovsky, S., Lewin, R. F., Kracoff, O., Strasberg, B., Arditti, A. and Agmon, J.:
Amiodarone-induced polymorphous ventricular tachycardia.
Amer. Heart J. **105/1:** 6–12 (1983)

[168] Seipel, L., Abendrotz, R.-R. and Breithardt, G.:
Electrophysiological effects of flecainide in man.
Europ. Heart J. **2/A:** 115 (1981)

[169] Sheldon, J., Jaggarao, N. S. V., Grundy, E. N., Vincent, R. and Chamberlain, D. A.: The effects of amiodarone on thyroid function. D. M. Krikler, W. J. McKenna and D. A. Chamberlain (Eds), Amiodarone and Arrhythmias; 69–76 (Pergamon Press, Oxford 1983)

[170] Sicart, M., Besse, P., Choussat, A. et Bricaud, H.: Action hémodynamique de l'amiodarone intra-veineuse chez l'homme. Arch. Mal. Cœur **70/3:** 219–227 (1977)

[171] Simon, H.: Perorale Behandlung mit Cordaron bei Patienten mit ventrikulären Arrhythmien. G. Breithardt und F. Loogen (Hrsg.), Neue Aspekte in der medikamentösen Behandlung von Tachyarrhythmien - Die Bedeutung von Amiodaron; 231–232 (Urban & Schwarzenberg, München 1983)

[172] Simpson, W. T.: A review of therapeutic results and unwanted effects of amiodarone. Amiodarone in Cardiac Arrhythmias. Int. Congr. Symp. Series No. 16: 42–52 (Academic Press, London 1978)

[173] Simson, M. B., Waxman, R., Falcone, N., Marcus, H. and Josephson, M. E.: Wirkungen von Antiarrhythmika auf nicht invasiv registrierte Spätpotentiale. G. Breithardt und F. Loogen (Hrsg.), Neue Aspekte in der medikamentösen Behandlung von Tachyarrhythmien - Die Bedeutung von Amiodaron; 86–94 (Urban & Schwarzenberg, München 1983)

[174a] Singh, B. N. and Vaughan-Williams, E. M.: The effect of amiodarone, a new anti-anginal drug, on cardiac muscle. Brit. J. Pharmacol. **39/4:** 657–667 (1970)

[174b] Singh, B. N., Jewitt, D. E., Downey, J. M., Kirk, E. S. and Sonnenblick, E. H.: Effects of amiodarone and L8040, novel antianginal and antiarrhythmic drugs, on cardiac and coronary haemodynamics and on cardiac intracellular potentials. Clin. exptl. Pharmacol. Physiol. **3/5:** 427–442 (1976)

[174c] Singh, B. N., Nademanee, K. and Ikeda, N.: Amiodarone: pharmacological and electrophysiological basis for its antiarrhythmic actions. Abstr.-Symp. „Amiodarone in Cardiology“ (Utrecht 1983)

[174d] Singh, B. N., Nademanee, K., Ikeda, N. und Kannan, R.: Pharmakologie und Elektrophysiologie von Amiodaron: experimentelle und klinische Korrelationen. G. Breithardt und F. Loogen (Hrsg.), Neue Aspekte in der medikamentösen Behandlung von Tachyarrhythmien - Die Bedeutung von Amiodaron; 50–62 (Urban & Schwarzenberg, München 1983)

[174e] Singh, B. N., Nademanee, K. and Ikeda, N.: Sudden arrhythmic death: its control by prophylactic amiodarone therapy. Abstr.-Symp. „Amiodarone in Cardiology“ (Utrecht 1983)

[175] Skare, St. and Frey, H. M. M.: Iodine induced thyrotoxicosis in apparently normal thyroid glands. Acta endocrinol. **94/3:** 332–336 (1980)

[176a] Slama, R. and Leclerq, J. F.: The clinical use of intravenous amiodarone. D. M. Krikler, W. J. McKenna and D. A. Chamberlain (Eds), Amiodarone & Arrhythmias; 53–58 (Pergamon Press, Oxford 1983)

[176b] Slama, R., Coumel, Ph., Leclercq, J. F.: Frontiers of the Tychycaria-Bradycardia Syndrome. In: Pueck, P.: The cardiac arrhythmias. Corbière, R. M. D. P. and Roussel-Uclaf 119–128 (1979)

[177] Smeets, J. L. R. M., Allessie, W. E., Lammers, J. P., Bonke, F. I. M. und Hollen, S. J.: Die Wirkungen von Amiodaron auf die Länge der Erregungswelle bei experimentellem Vorhof-Reentry. G. Breithardt und F. Loogen (Hrsg.), Neue Aspekte in der medikamentösen Behandlung von Tachyarrhythmien - Die Bedeutung von Amiodaron; 21–33 (Urban & Schwarzenberg, München 1983)

[178a] Sobol, S. M. and Rakita, L.: Amiodarone. Circ. **60/6:** 1426 (1979)

[178b] Sobol, S. M. and Rakita, L.: Pneumonitis and pulmonary fibrosis associated with amiodarone treatment: a possible complication of a new antiarrhythmic. Circ. **65/4:** 819–824 (1982)

[179] Swan, J. H. and Chisholm, A. W.: Control of recurrent supraventricular tachycardia with amiodarone hydrochloride. Canad. med. Assoc. J. **114/1:** 43–44 (1976)

[180a] Stäubli, M., Bischof, P., Wimpfheimer, C. und Studer, H.:
Amiodaron (Cordarone) und Schilddrüse.
Schweiz. med. Wschr. **111/13:** 460–465 (1981)

[180b] Stäubli, M., Galeazzi, R. L., Bischof, P., Studer, H. and Bircher, J.:
Second joint meeting of the working groups of the european society of cardiology.
Europ. Heart J. **2/A:** 121 (1981)

[180c] Stäubli, M. und Studer, H.:
Behandlung der Arrhythmien mit Amiodaron.
Schweiz. med. Wschr. **111:** 460–465 (1981)

[180d] Stäubli, M.:
Behandlung von Arrhythmien mit Amiodaron – Erfahrungen in der Schweiz unter Berücksichtigung der Nebenwirkungen.
Symp. „Neue Aspekte in der Therapie tachykarder Rhythmusstörungen" (in press)

[181] Steinbeck, G., Manz, M. und Lüderitz, B.:
Therapie ventrikulärer Tachykardien mit Amiodaron.
G. Breithardt und F. Loogen (Hrsg.), Neue Aspekte in der medikamentösen Behandlung von Tachyarrhythmien – Die Bedeutung von Amiodaron; 184–193 (Urban & Schwarzenberg, München 1983)

[182] Storey, G. C. A. and Holt, D. W.:
High-performance liquid chromatographic measurement of amiodarone and desethylamiodarone in plasma or serum at the concentrations attained following a single 400-mg dose.
J. Chromatogr. **245/3:** 377–380 (1982)

[183] Studer, M., Stäubli, M., Meinerzhagen, A., Voegelin, M. and Bircher, J.:
New aspects in the medical treatment of myocardial infarction.
Int. Symp. (Zürich 1979)

[184] Sureau, D.:
Propriétés cardio-antiarythmiques du chlorhydrate d'amiodarone (Cordarone, L.3428 LABAZ).
Etude dans les conditions de courant et voltage imposés. Med. Diss. Poitiers (1974)

[185] Tabet, J.:
Amiodarone et angor.
Cœur med. int. **17/4:** 549–551 (1978)

[186a] Tartini, R., Steinbrunn, W., Kappenberg, L. and Meyer, U. A.: Dangerous interaction between amiodarone and quinidine.
Lancet **1/8285:** 1327–1329 (1982)

[186b] Tartini, R., Kappenberg, L. und Steinbrunn, W.: Gefährliche Interaktionen zwischen Amiodaron und Antiarrhythmika der Klasse I.
Schweiz. med. Wschr. **112/45:** 1585–1587 (1982)

[187] Teman, R.:
Etude de l'amiodarone injectable dans l'insuffisance coronaire aigu. A propos de 50 cas.
Thesis No. 266 Strasbourg (1977)

[188] Theisen, F., Pickardt, C. R., Jordan, R., Galosi, A., Meister, W., Theisen, K. und Jahrmärker, H.:
Wirkung von Amiodaron bei Patienten mit komplexen ventrikulären Arrhythmien.
G. Breithardt und F. Loogen (Hrsg.), Neue Aspekte in der medikamentösen Behandlung von Tachyarrhythmien – Die Bedeutung von Amiodaron; 223–230 (Urban & Schwarzenberg, München 1983)

[189a] Touboul, P., Huerta, F., Port, J. et Delahaye, J.-P.:
Bases électrophysiologiques de l'action antiarythmique de l'amiodarone chez l'homme.
Arch. Mal. Cœur **69/8:** 845–853 (1976)

[189b] Touboul, P., Atallah, G., Gressard, A. and Kirkorian, G.:
Effects of amiodarone on sinus node in man.
Brit. Heart J. **42/5:** 573–578 (1979)

[189c] Touboul, P.:
An electrophysiological classification of antiarrhythmic drug.
VIIIe Congrès Europ. de Cardiol., Laboratoires Labaz (1980)

[190] Vacheron, A.:
Utilisation de l'amiodarone dans le traitement de l'insuffisance coronarienne.
Ann. Cardiol. Angéiol. **28/5:** 355–359 (1979)

[191] Vanrombreucq, J. C. et Sergysels, R.:
Utilisation de l'amiodarone injectable chez des patients insuffisants respiratoires chroniques.
Arch. Mal. Cœur **73/2:** 205–210 (1980)

[192] Varma, D. C., Geddes, J. S. and Pantridge, J. F.:
D. C. conversion in patients on amiodarone.
Europ. J. Cardiol. **12/5:** 271–274 (1981)

[193] Vasile, N.:
Rôle de l'injection de cordarone dans la prévention des troubles de l'excitabilité ventriculaire au cours des cathétérismes et de la coronarographie.
Documentation Labaz (1977)

[194] Vastesaeger, M., Gillot, P. et Rasson, G.:
Etude clinique d'une nouvelle médication anti-angoreuse.
Documentation Labaz

[195] Vaughan-Williams, E. M.:
The discovery of the anti-arrhythmic action of amiodarone. Amiodarone in Cardiac Arrhythmias.
Int. Congr. Symp. Series No. 16: 1–14 (Academic Press, London 1978)

[196] Veglia, L., Scandiffio, T. e Guerricchio, G.:
„Torsioni di Punta“ e amiodarone.
G. Ital. Cardiol. **9/5:** 540–541 (1979)

[197a] Verin, Ph. und Sekkat, A.:
Eine neue medikamentös bedingte Augenerkrankung: Die Amiodaron-Thesaurismose.
Klin. Mbl. Augenheilk. **162/5:** 675–680 (1973)

[197b] Verin, Ph. and Vildy, A.:
The oculo-cutaneous effects of amiodarone. Amiodarone in Cardiac Arrhythmias.
Int. Congr. Symp. Series No. 16: 63–66 (Academic Press, London 1978)

[198a] Waleffe, A., Bruninx, P. and Kulbertus, H. E.:
Effects of amiodarone studies by programmed electrical stimulation of the heart in patients with paroxysmal re-entrant supraventricular tachycardia.
J. Electrocardiol. **11/3:** 253–260 (1978)

[198b] Waleffe, A., Mary-Rabine, L., Legrand, V., Demoulin, J. Cl. and Kulbertus, H. E.:
Combined mexiletine and amiodarone treatment of refractory recurrent ventricular tachycardia.
Amer. Heart J. **100/6I:** 788–793 (1980)

[198c] Waleffe, A., Materne, P., El Allaf, D., Charlier, J. und Kulbertus, H.:
Kombinationstherapie bei beständigen rezidivierenden ventrikulären Tachykardien mit Antiarrhythmika der Klasse I und Amiodaron.
G. Breithardt und F. Loogen (Hrsg.), Neue Aspekte in der medikamentösen Behandlung von Tachyarrhythmien – Die Bedeutung von Amiodaron; 204–209 (Urban & Schwarzenberg, München 1983)

[199] Wambergue, F. P.
A new therapeutic approach to arrhythmias and coronary artery insufficiency in chronic renal failure.
VIIIe Congrès Europ. de Cardiol., Laboratoires Labaz (1980)

[200a] Ward, D. E., Camm, A. J., Pearce, R. C., Spurrell, R. A. J. and Rees, G. M.:
Incessant atrioventricular tachycardia involving an accessory pathway: preoperative and intraoperative electrophysiologic studies and surgical correction.
Amer. J. Cardiol. **44/3:** 91–95 (1980)

[200b] Ward, D. E., Camm, A. J. and Spurrell, R. A. J.:
Clinical antiarrhythmic effects of amiodarone in patients with resistant paroxysmal tachycardias.
Brit. Heart J. **44/1:** 91–95 (1980)

[200c] Ward, D. E., Camm, A. J., Wang, R., Dymond, D. and Spurrell, A. J.:
Suppression of long-standing incessant ventricular tachycardia by amiodarone.
J. Electrocardiol. **13/2:** 193–198 (1980)

[201a] Waxman, H. L., Groh, W. C., Marchlinski, F. E., Buxton, A. E., Sadowski, L. M., Horowitz, L. N., Josephson, M. E. and Kastor, J. A.:
Amiodarone for control of sustained ventricular tachyarrhythmia: clinical and electrophysiologic effects in 51 patients.
Amer. J. Cardiol. **50/5:** 1066–1074 (1982)

[201b] Waxman, H. I., Marchlinski, F. E., Buxton, A. E. und Josephson, M. E.:
Amiodaron-Therapie anhaltender ventrikulärer Tachyarrhythmien: klinische und elektrophysiologische Wirkungen.
G. Breithardt und F. Loogen (Hrsg.), Neue Aspekte in der medikamentösen Behandlung von Tachyarrhythmien – Die Bedeutung von Amiodaron; 210–221 (Urban & Schwarzenberg, München 1983)

[202a] Wellens, H. J. J., Lie, K. I., Bär, F. W., Wesdorp, J. C., Dohmen, H. J., Düren, D. R. and Durrer, D.:
Effect of amiodarone in the Wolff-Parkinson-White syndrome.
Amer. J. Cardiol. **38/2:** 189–193 (1976)

[202b] Wellens, H. J. J., Bär, F. W. and Lie, K. I.:
The value of the electrocardiogram in the differential diagnosis of a tachycardia with a widened QRS complex.
Amer. J. Med. **64/1:** 27–33 (1978)

[202c] Wellens, H.:
The pharmacological investigation of accessory pathways.
VIIIe Congrès Europ. de Cardiol., Laboratoires Labaz (1980)

[202d] Wellens, H. J. J., Bär, F. W., Brugada, P., Vanagt, and Farré, ●:
Drugs in the Wolff-Parkinson-White syndrome
Amer. J. Cardiol. **46/4:** 665–669 (1980)

[202e] Wellens, H. J. J., Brugada, P., Roy, D., Heddle, B. and Bär, F. W.:
A comparison of the electrophysiological effects of intra-venous and oral amiodarone.
Amer. J. Cardiol. **49/3:** 1043 (1982)

[202f] Wellens, H. J. J., Brugada, P. and Abdollah, H.:
Amiodarone and the Wolff-Parkinson-White syndrome.
Abstr.-Symp. „Amiodarone in Cardiology" (Utrecht 1983)

[202g] Wellens, H. J. J.:
Clinical relevance of tachycardias induced during programmed cardiac stimulation.
Am. J. Cardiol. **43:** 400 (1979)

[203] Wenzel, K.-W.:
Veränderungen der Serumkonzentrationen der Schilddrüsenhormone durch Betarezeptorenblocker.
Akt. Endokrinol. Stoffw. **3/1:** 15–17 (1982)

[204a] Wheeler, P. J. and Camm, A. J.:
Amiodarone a treatment for resistant ventricular arrhythmias.
Amiodarone in Cardiac Arrhythmias.
Int. Congr. Symp. Series No. 16: 35–38 (Academic Press, London 1978)

[204b] Wheeler, P. J., Ingram, D. V., Puritz, R. and Chamberlain, D. A.:
Amiodarone in the treatment of refractory supraventricular and ventricular arrhythmias.
Postg. med. J. **55/639:** 1–9 (1979)

[205] WHO/ISC Task Force:
Definition of terms related to cardiac rhythm.
Am. Heart J. **95/6:** 796–807 (1978)

[206] Wilmore, B., Finerman, J., Thomas, P., Mandel, W. J.:
Studies on the electrophysiologic effects of amiodarone in man.
Circ. **62/4:** 574 (1980)

[207] Wimpfheimer, C., Stäubli, M., Schädelin, J. and Studer, H.:
Prednisone in amiodarone-induced thyrotoxicosis.
Brit. med. J. **284/6332:** 1835–1836 (1982)

[208] Winslow, E.:
Hemodynamic and arrhythmogenic effects of aconitine applied to the left atria of anesthetized cats. Effects of amiodarone and atropine.
J. cardiovasc. Pharmacol. **3/1:** 87–100 (1981)

[209] Zaher, C., Hamber, A., Peter, Th. and Mandel, W.:
Low dose steroid therapy for prophylaxis of amiodarone-induced pulmonary infiltrates.
New Engl. J. Med. **308/13:** 779 (1983)

[210] Zipes, D. P.:
Conversion of non-sustained ventricular tachycardia to sustained ventricular tachycardia during drug therapy as determined by serial electrophysiology studies.
VIIIe Congrès Europ. de Cardiol., Laboratoires Labaz (1980)

[211] Chebat, J. et Caubarrère, I.:
Pneumopathie grave et amiodarone.
Thérapie **38/1:** 111–112 (1983)

[212] Chamberlain, D. A.:
Disc. „Amiodarone in Cardiac Arrhythmias".
Int. Congr. Symp. Series Nr. 16 (Academic Press, London 1979)

[213] Rees, L. H.:
Disc. „Amiodarone in Cardiac Arrhythmias".
Int. Congr. Symp. Series Nr. 16 (Academic Press, London 1979)

[214] Pioselli, D., Colombo, A., Fracalossi, C., Sanna, G. P., Rovelli, F.:
Management of paroxysmal ventricular tachycardia in patients with mitral valve prolapse.
In: Sandøe, E., Julian, D. G., Bell, J. W.: Management of ventricular tachycardie. Excerpta med., 419–428 (1978)

G. Späth

Vergiftungen und akute Arzneimittel-überdosierungen

2., völlig überarbeitete und erweiterte Auflage

16,5 x 23,5 cm. XX, 665 Seiten. Mit zahlreichen Abbildungen und 4 Falttafeln.
1982. Gebunden DM 128,– ISBN 3 11 008970 X

Vergiftungen – insbesondere akute Arzneimittel-Überdosierungen – bilden einen immer wesentlicheren Bereich internistischer Notfalltherapie. Ein ständig sich wandelndes Spektrum toxischer Substanzen macht aktuelle und praxisorientierte Informationen über Sofortmaßnahmen, gezielte Entgiftung und mögliche Spätkomplikationen dringend erforderlich.

Für die unterschiedlichen Anwendungsbereiche in der Praxis, in der Notfallversorgung, in der Vergiftungsberatung und in der klinisch-intensivmedizinischen Therapie werden in diesem Buch in einem ersten Abschnitt klinische Sofortmaßnahmen und besonders häufige Vergiftungen übersichtsartig dargestellt. Ein zweiter Teil ist klinisch relevanten Behandlungsmaßnahmen und der Antidottherapie gewidmet; ein dritter Teil erörtert einzelne Vergiftungen nach ihrer Pathophysiologie, dem Wirkungsmechanismus der toxischen Substanz und gibt ausführliche Hinweise zur therapeutischen Strategie. Ein umfangreicher tabellarischer Anhang mit Leitsymptomen, Dosierungsschemata für Notfallmedikationen und ein Schlagwortverzeichnis erlauben einen raschen, an den Erfordernissen des klinischen Alltags orientierten Zugriff.

W
DE
G

de Gruyter

FSC
www.fsc.org
MIX
Papier | Fördert gute Waldnutzung
FSC® C083411

Zeitfracht Medien GmbH
Ferdinand-Jühlke-Straße 7
99095 Erfurt, Deutschland
produktsicherheit@kolibri360.de